乳腺癌标准数据集

Standard Dataset for Breast Cancer

主　审
徐兵河
主　编
何建军　韩　菊

人民卫生出版社
·北　京·

图书在版编目（CIP）数据

乳腺癌标准数据集 / 何建军，韩菊主编. -- 北京：人民卫生出版社，2025. 6. -- ISBN 978-7-117-37843-7

Ⅰ. R737. 9-65

中国国家版本馆CIP数据核字第20254949RX号

乳腺癌标准数据集

Ruxian'ai Biaozhun Shujuji

主　　编：何建军　韩　菊
出版发行：人民卫生出版社（中继线 010-59780011）
地　　址：北京市朝阳区潘家园南里 19 号
邮　　编：100021
E - mail：pmph @ pmph. com
购书热线：010-59787592　010-59787584　010-65264830
印　　刷：北京汇林印务有限公司
经　　销：新华书店
开　　本：710 × 1000　1/16　印张：7
字　　数：103 千字
版　　次：2025 年 6 月第 1 版
印　　次：2025 年 8 月第 1 次印刷
标准书号：ISBN 978-7-117-37843-7
定　　价：45.00 元
打击盗版举报电话：010-59787491　E-mail：WQ @ pmph. com
质量问题联系电话：010-59787234　E-mail：zhiliang @ pmph. com
数字融合服务电话：4001118166　E-mail：zengzhi @ pmph. com

主　审　徐兵河

主　编　何建军　韩　菊

副主编　杨　谨　任　予　葛冠群

编　者（按姓氏笔画排序）

王　茹　西安交通大学第一附属医院
王　彬　西安交通大学第一附属医院
王红雁　西安交通大学第一附属医院
付绍军　旬阳市妇幼保健院
乔　研　西安交通大学第一附属医院
任　予　西安交通大学第一附属医院
刘　洋　西安交通大学第一附属医院
李有怀　宝鸡市中心医院
杨　谨　西安交通大学第一附属医院
肖　栋　通用医疗汉中三二〇一医院
何建军　西安交通大学第一附属医院
佘　青　宝鸡市中心医院
余世龙　重庆南鹏人工智能科技研究院
张　勇　重庆南鹏人工智能科技研究院
张　健　西安交通大学第一附属医院
张灵小　西安交通大学第一附属医院
张婉蓉　榆阳区妇幼保健院
张慧敏　西安交通大学第一附属医院
陈怡萌　西安交通大学第一附属医院
房宏林　榆阳区妇幼保健院

郝　娜　西安交通大学第一附属医院

高　欢　西安交通大学第一附属医院

康　锋　渭南市妇幼保健院

梁　挺　西安交通大学第一附属医院

葛冠群　西安交通大学第一附属医院

董丹凤　西安交通大学第一附属医院

韩　菊　西安交通大学第一附属医院

程　媛　西安交通大学第一附属医院

蒙　渡　西安交通大学第一附属医院

序

肿瘤疾病的危险因素、流行病学现状、诊断及鉴别诊断、治疗干预及疾病预防等方面的研究都离不开宝贵的卫生健康与医疗数据资源。这些数据不仅是临床医学与实验医学相互转化的重要基石，更是当今生命科学原创性研究、生物医药产业自主创新体系中至关重要的环节与保证。

近年来，国内肿瘤疾病研究发展迅速，但在肿瘤疾病医疗资源共享研究等方面仍存在诸多亟待解决的问题。例如，肿瘤疾病数据元及数据标准体系尚未健全，医学信息孤岛现象十分突出，在信息收集的系统化、标准化及完整化方面尚未形成统一共识，医学信息资源共享的先进理念仍有待推广。倘若这些问题无法得到及时有效的解决，将会对我国肿瘤疾病的研究造成严重影响，阻碍肿瘤疾病诊治技术和发病机制研究等的深入推进。

标准化的肿瘤疾病数据元，作为医学信息整合研究的重要资源，是系统推进肿瘤医学标准化工作流程的重要手段，完全契合当前医学发展的内在需求。因此，构建一套科学、完善的肿瘤疾病数据元标准化体系，具有极其重要的现实意义。

西安交通大学第一附属医院对众多肿瘤疾病研究文献进行了系统整合，以乳腺癌这一临床上最为常见的肿瘤疾病为示范蓝本，撰写了《乳腺癌标准数据集》。

该书对乳腺癌数据元的归集较为全面、翔实，具有较强的实际操作指导意义。在遵循国内外相关卫生信息及信息安全标准的前提下，本书的出版将极大推动各卫生行政管理部门及临床科研机构对临床数据资源的整合与利用，实现资源共享，以促进我国肿瘤疾病特别是乳腺癌的规范化诊治、研究与管理。

中国工程院院士

中国医学科学院肿瘤医院内科主任

2025 年 5 月

前　言

乳腺癌是全球最常见的癌症之一，世界卫生组织国际癌症研究机构发布的全球癌症负担数据显示，2022 年全球新增癌症患者约 2000 万人，其中乳腺癌占 11.5%。尤为值得关注的是，乳腺癌是女性最常见的恶性肿瘤，已然成为一项亟待解决的重大公共卫生问题。

乳腺癌发病率高，但致死率与其他恶性肿瘤相比相对较低，若能通过科学筛查，尽早发现并接受规范化治疗，患者 5 年生存率可以达到 95%。在乳腺癌诊疗过程中，各医疗机构产生了海量诊疗记录和检验检查数据，但不同区域不同医疗机构间数据标准不一，缺乏数据的互联互通，信息孤岛现象严重。同时，临床诊疗数据整合、转化的大数据平台不够完善，临床资源没有得到有效的规范化管理，无法进行深层次的挖掘分析。另外，尽管《卫生健康信息数据元目录》《电子病历基本数据集》等标准已发布，但其所包含的乳腺癌相关信息较少且不全面。因此，制订高质量、全面、标准规范的乳腺癌数据集迫在眉睫，其将为发掘疾病特点、规范诊疗流程、实施精准诊疗提供有力保障。

为兼顾个性化数据配置需求，以及确保多中心不同研究数据具备通用性，本书在编写过程中，充分参照了《卫生健康信息数据元值域代码》《电子病历基本数据集》《卫生健康信息数据元目录》《电子病历共享文档规范》及 CDISC 标准等国内外标准，结合相关乳腺癌指南、专家共识及肿瘤系统疾病的术语规范，对临床研究数据采集内容的各个模块进行了最大程度的细化，制订符合中国国情且与国际接轨的乳腺癌标准数据集。

本书由西安交通大学第一附属医院乳腺外科牵头编撰，整合了多家临床医学研究分中心的建议，紧密结合临床及科研需求，内容囊括了建立乳腺癌大数据所必须包含的信息，如患者基本信息、疾病危险因素、体格检查、疾病症状、疾病诊断、疾病分型、主要检查手段、主要治疗措施及随访等方面。虽然本书以乳腺癌数据元为主要样本对象，但对于其他肿瘤的标准化数据元的建立也有借鉴作用，其可作为拓展其他肿瘤疾病数据元的基础。在通用数据元的基础上可逐步拓展到肝癌、胃癌等其他肿瘤疾病，制订相应的专科标准化数据元。

本书的出版得到了陕西省乳腺专科创新联盟科技信息共享平台（2022PT-24）的支持，特此致谢。鉴于编者水平有限，且乳腺癌的诊治水平及数据元的标准化建设也在不断发展，书中难免存在一些不足之处，敬请广大读者不吝赐教，以便在今后的修订中加以完善。

何建军　韩　菊

2025 年 5 月

目　录

一、患者基本信息

模块名称	参考标准
患者基本信息	中华人民共和国国家卫生健康委员会．卫生健康信息数据元目录　第 2 部分：标识：WS/T 363.2—2023[S]. 北京：中国标准出版社，2023. 中华人民共和国国家卫生健康委员会．卫生健康信息数据元目录　第 3 部分：人口学及社会经济学特征：WS/T 363.3—2023[S]. 北京：中国标准出版社，2023. 中华人民共和国国家卫生健康委员会．卫生健康信息数据元目录　第 4 部分：健康史：WS/T 363.4—2023[S]. 北京：中国标准出版社，2023. 中华人民共和国国家卫生健康委员会．卫生健康信息数据元目录　第 13 部分：卫生健康费用：WS/T 363.13—2023[S]. 北京：中国标准出版社，2023. 中华人民共和国国家卫生和计划生育委员会．儿童保健基本数据集　第 1 部分：出生医学证明：WS 376.1—2013[S]. 北京：中国标准出版社，2013. 吴光华．汉字英释大辞典 [M]. 上海：上海交通大学出版社，2002. 中华人民共和国国家卫生和计划生育委员会．电子病历基本数据集　第 10 部分：住院病案首页：WS 445.10—2014[S]. 北京：中国标准出版社，2014. 中华人民共和国国家卫生和计划生育委员会．电子病历基本数据集　第 12 部分：入院记录：WS 445.12—2014[S]. 北京：中国标准出版社，2014.

序号	一级分类	二级分类	指标名称	变量类型	值域
1.1	基本信息	人口学信息	姓名	字符	
1.2	基本信息	人口学信息	性别	字符	男 / 女 / 不详
1.3	基本信息	人口学信息	年龄	数值	三位数以内的正整数
1.4	基本信息	人口学信息	实足年龄	数值	三位数以内的正整数
1.5	基本信息	人口学信息	住院号	数值	可变长度，最多为 10 个字符
1.6	基本信息	人口学信息	门诊号	数值	
1.7	基本信息	人口学信息	医疗支付方式	字符	城镇职工基本医疗保险 / 城镇居民基本医疗保险 / 新型农村合作医疗 / 贫困救助 / 商业医疗保险 / 全公费 / 全自费 / 其他社会保险
1.8	基本信息	人口学信息	出生日期	字符	YYYY-MM-DD
1.9	基本信息	人口学信息	出生地	字符	
1.10	基本信息	人口学信息	国籍	字符	GB/T 2659.1—2022 世界各国和地区及其行政区划名称代码　第 1 部分：国家和地区代码
1.11	基本信息	人口学信息	籍贯	字符	
1.12	基本信息	人口学信息	民族	字符	GB 3304—91 中国各民族名称的罗马字母拼写法和代码

续表

序号	一级分类	二级分类	指标名称	变量类型	值域
1.13	基本信息	人口学信息	职业类别	字符	GB/T 2261.4—2003 个人基本信息分类与代码　第 4 部分：从业状况（个人身份）代码
1.14	基本信息	人口学信息	身份证号	数值	18 位
1.15	基本信息	人口学信息	户口地址	字符	
1.16	基本信息	人口学信息	现住址	字符	
1.17	基本信息	人口学信息	电话号码	数值	
1.18	基本信息	人口学信息	联系人姓名	字符	
1.19	基本信息	人口学信息	联系人与患者的关系	字符	GB/T 4761—2008 家庭关系代码
1.20	基本信息	人口学信息	联系人电话	数值	
1.21	基本信息	诊疗标识	入院途径代码	字符	CV09.00.403 入院途径代码表
1.22	基本信息	诊疗标识	入院日期	字符	YYYY-MM-DD
1.23	基本信息	诊疗标识	入院科室	字符	
1.24	基本信息	诊疗标识	入院病房	字符	
1.25	基本信息	诊疗标识	出院日期	字符	YYYY-MM-DD
1.26	基本信息	诊疗标识	出院科别	字符	

续表

序号	一级分类	二级分类	指标名称	变量类型	值域
1.27	基本信息	诊疗标识	出院病房	字符	
1.28	基本信息	诊疗标识	实际住院天数	数值	N
1.29	基本信息	诊疗标识	门（急）诊诊断疾病名称	字符	
1.30	基本信息	诊疗标识	门（急）诊诊断疾病编码	数值	
1.31	基本信息	诊疗标识	出院诊断－主要诊断名称	字符	
1.32	基本信息	诊疗标识	病例分型	字符	
1.33	基本信息	诊疗标识	抢救次数	数值	
1.34	基本信息	诊疗标识	抢救成功次数	数值	
1.35	基本信息	诊疗标识	病理诊断	字符	
1.36	基本信息	诊疗标识	病案号码	数值	
1.37	基本信息	过敏史	药物过敏标志	字符	是 / 否
1.38	基本信息	过敏史	过敏药物	字符	
1.39	基本信息	血型	ABO 血型	字符	A/B/AB/O/ 不详 / 未查
1.40	基本信息	血型	RH 血型	字符	阴 / 阳 / 不详 / 未查

续表

序号	一级分类	二级分类	指标名称	变量类型	值域
1.41	基本信息	诊疗标识	主治医生签名	字符	
1.42	基本信息	诊疗标识	离院方式	字符	CV06.00.226 离院方式代码表
1.43	基本信息	诊疗标识	死亡	字符	是 / 否
1.44	基本信息	诊疗标识	死亡时间	字符	YYYY-MM-DD
1.45	基本信息	诊疗标识	出院 31 天内再住院标志	字符	是 / 否
1.46	基本信息	诊疗标识	出院 31 天内再住院目的	字符	
1.47	家庭情况	家族史	家族疾病史	字符	是 / 否
1.48	家庭情况	家族史	家族疾病名称	字符	CV02.10.005 既往常见疾病种类代码表
1.49	健康史	既往史	疾病史	字符	有 / 无
1.50	健康史	过敏史	过敏史	字符	有 / 无
1.51	健康史	过敏史	食物过敏	字符	鸡蛋 / 牛奶 / 海产品 / 坚果 / 水果 / 酒精 / 其他
1.52	健康史	过敏史	吸入过敏	字符	花粉 / 尘螨 / 动物皮屑 / 油烟 / 油漆 / 汽车尾气 / 香烟 / 其他
1.53	健康史	过敏史	接触性过敏	字符	化妆品 / 染发剂 / 洗发水 / 化纤用品 / 肥皂 / 金属饰品(手表、项链、戒指、耳环) / 细菌 / 霉菌 / 病毒 / 其他

续表

序号	一级分类	二级分类	指标名称	变量类型	值域
1.54	健康史	传染病接触史	传染病接触史	字符	有 / 无
1.55	健康史	传染病接触史	接触疾病	字符	结核 / 乙肝 /HIV/ 其他
1.56	婚育史	婚姻史	婚姻状况	字符	GB/T 2261.2—2003 个人基本信息分类与代码　第 2 部分：婚姻状况代码

二、疾病危险因素

模块名称	参考标准
疾病危险因素	中华人民共和国国家卫生健康委员会 . 卫生健康信息数据元目录　第 5 部分：健康危险因素：WS/T 363.5—2023[S]. 北京：中国标准出版社，2023. 中华人民共和国国家卫生健康委员会 . 卫生健康信息数据元目录　第 7 部分：体格检查：WS/T 363.7—2023[S]. 北京：中国标准出版社，2023. 中华人民共和国卫生部 . 疾病控制基本数据集　第 8 部分：行为危险因素监测：WS 375.8—2012[S]. 北京：中国标准出版社，2012. 赫捷，陈万青，李霓，等 . 中国女性乳腺癌筛查与早诊早治指南（2021，北京）[J]. 中国肿瘤，2021，30（3）：161-191.

序号	一级分类	二级分类	指标名称	变量类型	单位	值域	取值来源
2.1	健康危险因素	饮酒史	饮酒史	字符		有 / 无	入院记录 - 饮酒史
2.2	健康危险因素	饮酒史	饮酒频率	数值		CV03.00.104 饮酒频率代码表	入院记录 - 饮酒史
2.3	健康危险因素	饮酒史	饮酒时长	数值	年	0 ～ 100	入院记录 - 饮酒史
2.4	健康危险因素	饮酒史	日饮酒量	数值	mL	最大长度为 3 位的数字	入院记录 - 饮酒史

续表

序号	一级分类	二级分类	指标名称	变量类型	单位	值域	取值来源
2.5	健康危险因素	饮酒史	饮酒类型	字符		CV03.00.105 饮酒种类代码表	入院记录－饮酒史
2.6	健康危险因素	吸烟史	吸烟史	字符		有 / 无	入院记录－吸烟史
2.7	健康危险因素	吸烟史	吸烟开始日期	字符		YYYY-MM-DD	入院记录－吸烟史
2.8	健康危险因素	吸烟史	吸烟结束日期	字符		YYYY-MM-DD	入院记录－吸烟史
2.9	健康危险因素	吸烟史	吸烟时长	数值	年	0～100	入院记录－吸烟史
2.10	健康危险因素	吸烟史	吸食烟草种类	字符		CV03.00.103 吸食烟草种类代码表	入院记录－吸烟史
2.11	健康危险因素	吸烟史	日吸烟量	数值	支	最大长度为 3 位的数字	入院记录－吸烟史
2.12	健康危险因素	二手烟接触情况	被动吸烟场所	字符		CV03.00.102 被动吸烟场所类别代码表	入院记录－吸烟史
2.13	健康危险因素	二手烟接触情况	接触二手烟天数	数值	天 / 周	0～7	入院记录－吸烟史
2.14	健康危险因素	肥胖情况	身体质量指数	数值		0.00～50.00	入院记录－体格检查
2.15	健康危险因素	肥胖情况	腰围	数值	cm	0.0～100.0	入院记录－体格检查

续表

序号	一级分类	二级分类	指标名称	变量类型	单位	值域	取值来源
2.16	健康危险因素	个人史	饮食方式	字符		高脂饮食、高胆固醇饮食、高糖饮食、高钠饮食、高钙饮食	入院记录 - 个人史
2.17	健康危险因素	药物史	药物服用史	字符		非甾体抗炎药、精神类药物、其他	入院记录 - 药物史
2.18	健康危险因素	个人史	睡眠情况	字符		良好 / 一般 / 失眠	入院记录 - 个人史
2.19	健康危险因素	个人史	运动情况	字符		经常运动 / 偶尔运动 / 从不运动	入院记录 - 个人史
2.20	健康危险因素	个人史	体内激素水平	字符		高雌激素水平 / 正常 / 低雌激素水平 / 未提及	入院记录 - 个人史
2.21	健康危险因素	既往史	乳腺良性疾病史	字符		是 / 否	入院记录 - 既往史
2.22	健康危险因素	既往史	乳腺小叶原位癌病史	字符		是 / 否	入院记录 - 既往史
2.23	健康危险因素	既往史	子宫内膜异位症病史	字符		是 / 否	入院记录 - 既往史
2.24	健康危险因素	既往史	高内源性雌激素水平	字符		是 / 否	入院记录 - 既往史
2.25	健康危险因素	既往史	30 岁前胸部放疗史	字符		是 / 否	入院记录 - 既往史

续表

序号	一级分类	二级分类	指标名称	变量类型	单位	值域	取值来源
2.26	健康危险因素	月经史	初潮过早	字符		是 / 否	入院记录 - 月经史
2.27	健康危险因素	月经史	绝经过晚	字符		是 / 否	入院记录 - 月经史
2.28	健康危险因素	生育史	未生产	字符		是 / 否	入院记录 - 生育史
2.29	健康危险因素	生育史	高龄初产	字符		是 / 否	入院记录 - 生育史
2.30	健康危险因素	生育史	流产	字符		是 / 否	入院记录 - 生育史
2.31	健康危险因素	生育史	母乳喂养	字符		是 / 否	入院记录 - 生育史
2.32	健康危险因素	职业接触史	职业暴露	字符		是 / 否	入院记录 - 职业接触史
2.33	健康危险因素	职业接触史	职业接触种类	字符		CV03.00.203 职业病危害因素类别代码表	入院记录 - 职业接触史

三、体格检查

模块名称	参考标准
体格检查	APOSTOLOPOULOU E, RAFTOPOULOS V, TERZIS K, et al.Infection Probability Score, APACHE Ⅱ and KARNOFSKY scoring systems as predictors of bloodstream infection onset in hematology-oncology patients[J].BMC Infectious Diseases, 2010, 10: 135. 万丽, 赵晴, 陈军, 等. 疼痛评估量表应用的中国专家共识(2020版)[J]. 中华疼痛学杂志, 2020, 16(3): 177-187. 潘玉琴, 高燕, 刘永芳, 等. 心理痛苦温度计的层级式心理疗法在乳腺癌放化疗患者的应用及对心理痛苦、知觉压力及应对方式的影响[J]. 中国健康心理学杂志, 2023, 31(7): 1020-1024. 黄稳达, 杨家君, 黄学军, 等.NRS 2002 在常见恶性肿瘤患者中的应用研究[J]. 消化肿瘤杂志(电子版), 2018, 10(4): 204-207. 全国肺栓塞和深静脉血栓形成防治能力建设项目专家委员会《医院内静脉血栓栓塞症防治质量评价与管理指南(2022版)》编写专家组. 医院内静脉血栓栓塞症防治质量评价与管理指南(2022版)[J]. 中华医学杂志, 2022, 102(42): 3338-3348. 中华人民共和国国家卫生健康委员会. 卫生健康信息数据元目录　第7部分: 体格检查: WS/T 363.7—2023[S]. 北京: 中国标准出版社, 2023. 中华人民共和国国家卫生和计划生育委员会. 电子病历基本数据集　第12部分: 入院记录: WS 445.12—2014[S]. 北京: 中国标准出版社, 2014. 万学红, 卢雪峰. 诊断学[M].10版. 北京: 人民卫生出版社, 2024.

序号	一级分类	二级分类	指标名称	数据类型	值域	取值来源
3.1	体格检查	一般情况	卡氏功能状态评分量表（KPS 量表）	数值	0、10、20、30、40、50、60、70、80、90、100	入院记录 - 体格检查
3.2	体格检查	一般情况	体力状况评分	数值	0、1、2、3、4、5	入院记录 - 体格检查
3.3	体格检查	一般情况	疼痛评分	数值	1、2、3、4、5、6、7、8、9、10	入院记录 - 体格检查
3.4	体格检查	一般情况	心理痛苦评分	数值	0、1、2、3、4、5、6、7、8、9、10	入院记录 - 体格检查
3.5	体格检查	一般情况	营养风险筛查评分（NRS-2002）	数值	疾病严重程度评分：1、2、3 营养状态受损评分：0、1、2、3 年龄评分：0、1	入院记录 - 体格检查
3.6	体格检查	一般情况	血栓风险评分（Caprini 量表）	数值	低危（0～1 分）、中危（2 分）、高危（3～4 分）、极高危（≥5 分）	入院记录 - 体格检查
3.7	体格检查	一般情况	呼吸	数值	可变长度，最大为 3 位的数字	入院记录 - 体格检查
3.8	体格检查	一般情况	心率	数值	可变长度，最小为 2 位、最大为 3 位的数字	入院记录 - 体格检查
3.9	体格检查	一般情况	体温	数值	可变长度，3 位的十进制小数格式（包括小数点），小数点后保留 1 位有效数字	入院记录 - 体格检查

续表

序号	一级分类	二级分类	指标名称	数据类型	值域	取值来源
3.10	体格检查	一般情况	收缩压	数值	可变长度，最小为 2 位、最大为 3 位的数字	入院记录－体格检查
3.11	体格检查	一般情况	舒张压	数值	可变长度，最小为 2 位、最大为 3 位的数字	入院记录－体格检查
3.12	体格检查	一般情况	体重	数值	可变长度，最小为 3 位、最大为 6 位的十进制小数格式（包括小数点），小数点后保留 2 位有效数字	入院记录－体格检查
3.13	体格检查	一般情况	身高	数值	可变长度，最小为 4 位、最大为 5 位的十进制小数格式（包括小数点），小数点后保留 1 位有效数字	入院记录－体格检查
3.14	体格检查	一般情况	脉率	数值	可变长度，最小为 2 位、最大为 3 位的数字	入院记录－体格检查
3.15	体格检查	专科检查	颈部包块检查	字符		入院记录－体格检查
3.16	体格检查	专科检查	淋巴结检查	字符		入院记录－体格检查
3.17	体格检查	专科检查	乳头检查	字符		入院记录－体格检查

续表

序号	一级分类	二级分类	指标名称	数据类型	值域	取值来源
3.18	体格检查	专科检查	乳腺检查	字符		入院记录 - 体格检查
3.19	体格检查	乳房视诊	对称性	字符	是 / 否 / 未提及	入院记录 - 体格检查
3.20	体格检查	乳房视诊	皮肤改变	字符	红肿 / 溃疡 / 色素沉着 / 瘢痕 / 回缩 / 橘皮样 / 无 / 未提及	入院记录 - 体格检查
3.21	体格检查	乳房触诊	触诊体位	字符	坐位 / 立位 / 仰卧位	入院记录 - 体格检查
3.22	体格检查	乳房触诊	触诊部位	字符	外上 / 外下 / 内下 / 内上 / 中央区	入院记录 - 体格检查
3.23	体格检查	乳房触诊	肿块	字符	是 / 否 / 未提及	入院记录 - 体格检查
3.24	体格检查	乳房触诊	肿块位置	字符		入院记录 - 体格检查
3.25	体格检查	乳房触诊	肿块大小	字符	长（mm）× 宽（mm）× 厚（mm）	入院记录 - 体格检查
3.26	体格检查	乳房触诊	肿块压痛	字符	有 / 无 / 未提及	入院记录 - 体格检查
3.27	体格检查	乳房触诊	肿块硬度	字符	质硬 / 质韧 / 质软	入院记录 - 体格检查
3.28	体格检查	乳房触诊	肿块活动度描述	字符	活动 / 固定 / 未提及	入院记录 - 体格检查
3.29	体格检查	乳房触诊	肿块边界	字符	光滑 / 不光滑 / 未提及	入院记录 - 体格检查

四、疾病症状

模块名称	参考标准
疾病症状	中国临床肿瘤学会指南工作委员会 . 中国临床肿瘤学会（CSCO）乳腺癌诊疗指南 2024[M]. 北京：人民卫生出版社，2024.

序号	一级分类	二级分类	指标名称	数据类型	值域	取值来源
4.1	疾病症状	乳房症状	乳房疼痛	字符	有 / 无 / 未提及	入院记录 – 现病史
4.2	疾病症状	乳房症状	乳房肿块	字符	有 / 无 / 未提及	入院记录 – 现病史
4.3	疾病症状	乳房症状	乳头溢液	字符	有 / 无 / 未提及	入院记录 – 现病史
4.4	疾病症状	乳房症状	乳房皮肤凹陷	字符	有 / 无 / 未提及	入院记录 – 现病史
4.5	疾病症状	乳房症状	乳头凹陷	字符	有 / 无 / 未提及	入院记录 – 现病史
4.6	疾病症状	乳房症状	乳房皮肤发红	字符	有 / 无 / 未提及	入院记录 – 现病史
4.7	疾病症状	乳房症状	乳房增大	字符	有 / 无 / 未提及	入院记录 – 现病史
4.8	疾病症状	乳房症状	乳头糜烂	字符	有 / 无 / 未提及	入院记录 – 现病史
4.9	疾病症状	腋窝症状	腋窝肿块	字符	有 / 无 / 未提及	入院记录 – 现病史

五、疾病诊断

模块名称	参考标准
疾病诊断	国家卫生健康委员会 . 关于印发国际疾病分类第十一次修订本（ICD-11）中文版的通知：国卫医发〔2018〕52 号 [EB/OL].（2018-12-14）[2025-04-29]. http：//www.phic.org.cn/zcbz/bzypj/bzgf/gjbz/202408/t20240819_438099.html.

序号	一级分类	二级分类	指标名称	数据类型	值域	取值来源
5.1	皮肤恶性黑色素瘤	躯干恶性黑色素瘤	乳房恶性黑色素瘤	字符	是 / 否	病案首页 / 出院记录中的出院全部诊断或者门诊记录中的全部诊断
5.2	乳房恶性肿瘤	乳房中央部恶性肿瘤	乳房中央部恶性肿瘤	字符	是 / 否	病案首页 / 出院记录中的出院全部诊断或者门诊记录中的全部诊断
5.3	乳房恶性肿瘤	乳房内上象限恶性肿瘤	乳房内上象限恶性肿瘤	字符	是 / 否	病案首页 / 出院记录中的出院全部诊断或者门诊记录中的全部诊断
5.4	乳房恶性肿瘤	乳房内下象限恶性肿瘤	乳房内下象限恶性肿瘤	字符	是 / 否	病案首页 / 出院记录中的出院全部诊断或者门诊记录中的全部诊断
5.5	乳房恶性肿瘤	乳房外上象限恶性肿瘤	乳房外上象限恶性肿瘤	字符	是 / 否	病案首页 / 出院记录中的出院全部诊断或者门诊记录中的全部诊断

续表

序号	一级分类	二级分类	指标名称	数据类型	值域	取值来源
5.6	乳房恶性肿瘤	乳房外下象限恶性肿瘤	乳房外下象限恶性肿瘤	字符	是 / 否	病案首页 / 出院记录中的出院全部诊断或者门诊记录中的全部诊断
5.7	乳房恶性肿瘤	乳房腋尾部恶性肿瘤	乳房腋尾部恶性肿瘤	字符	是 / 否	病案首页 / 出院记录中的出院全部诊断或者门诊记录中的全部诊断
5.8	乳房恶性肿瘤	乳房交搭跨越恶性肿瘤的损害	乳房恶性肿瘤，上部	字符	是 / 否	病案首页 / 出院记录中的出院全部诊断或者门诊记录中的全部诊断
5.9	乳房恶性肿瘤	乳房交搭跨越恶性肿瘤的损害	乳房恶性肿瘤，下部	字符	是 / 否	病案首页 / 出院记录中的出院全部诊断或者门诊记录中的全部诊断
5.10	乳房恶性肿瘤	乳房交搭跨越恶性肿瘤的损害	乳房恶性肿瘤， 内侧	字符	是 / 否	病案首页 / 出院记录中的出院全部诊断或者门诊记录中的全部诊断
5.11	乳房恶性肿瘤	乳房交搭跨越恶性肿瘤的损害	乳房恶性肿瘤，外侧	字符	是 / 否	病案首页 / 出院记录中的出院全部诊断或者门诊记录中的全部诊断
5.12	乳房恶性肿瘤	未特指的乳房恶性肿瘤	乳房恶性肿瘤	字符	是 / 否	病案首页 / 出院记录中的出院全部诊断或者门诊记录中的全部诊断
5.13	乳房恶性肿瘤	未特指的乳房恶性肿瘤	男性乳房恶性肿瘤	字符	是 / 否	病案首页 / 出院记录中的出院全部诊断或者门诊记录中的全部诊断

续表

序号	一级分类	二级分类	指标名称	数据类型	值域	取值来源
5.14	乳房恶性肿瘤	未特指的乳房恶性肿瘤	副乳恶性肿瘤	字符	是 / 否	病案首页 / 出院记录中的出院全部诊断或者门诊记录中的全部诊断
5.15	其他部位和不明确部位的继发性恶性肿瘤	其他特指部位的继发性恶性肿瘤	乳房继发性恶性肿瘤	字符	是 / 否	病案首页 / 出院记录中的出院全部诊断或者门诊记录中的全部诊断
5.16	原位黑色素瘤	躯干原位黑色素瘤	乳房原位黑色素瘤	字符	是 / 否	病案首页 / 出院记录中的出院全部诊断或者门诊记录中的全部诊断
5.17	皮肤原位癌	躯干皮肤原位癌	乳房皮肤原位癌	字符	是 / 否	病案首页 / 出院记录中的出院全部诊断或者门诊记录中的全部诊断
5.18	乳房原位癌	乳房小叶原位癌	乳房小叶原位癌	字符	是 / 否	病案首页 / 出院记录中的出院全部诊断或者门诊记录中的全部诊断
5.19	乳房原位癌	乳房导管原位癌	乳房导管原位癌	字符	是 / 否	病案首页 / 出院记录中的出院全部诊断或者门诊记录中的全部诊断
5.20	乳房原位癌	乳房其他部位的原位癌	乳房其他部位的原位癌	字符	是 / 否	病案首页 / 出院记录中的出院全部诊断或者门诊记录中的全部诊断

续表

序号	一级分类	二级分类	指标名称	数据类型	值域	取值来源
5.21	乳房原位癌	乳房未特指的原位癌	乳房原位癌	字符	是 / 否	病案首页 / 出院记录中的出院全部诊断或者门诊记录中的全部诊断
5.22	对可疑疾病和情况接受的医疗观察和评价	可疑恶性肿瘤的观察	可疑乳房恶性肿瘤的观察	字符	是 / 否	病案首页 / 出院记录中的出院全部诊断或者门诊记录中的全部诊断
5.23	恶性肿瘤家族史	乳房恶性肿瘤家族史	乳房恶性肿瘤家族史	字符	是 / 否	病案首页 / 出院记录中的出院全部诊断或者门诊记录中的全部诊断
5.24	恶性肿瘤个人史	乳房恶性肿瘤个人史	乳房恶性肿瘤个人史	字符	是 / 否	病案首页 / 出院记录中的出院全部诊断或者门诊记录中的全部诊断

六、疾病分型

模块名称	参考标准
疾病分型	中国临床肿瘤学会指南工作委员会. 中国临床肿瘤学会(CSCO)乳腺癌诊疗指南 2024[M]. 北京:人民卫生出版社,2024.

序号	一级分类	二级分类	指标名称	数据类型	值域	取值来源
6.1	疾病分型	乳头状肿瘤	乳头状导管原位癌	字符	未提及分化程度 / 未分化 / 低分化 / 中 – 低分化 / 中分化 / 高 – 中分化 / 高分化 / 可疑	病理检查报告 – 诊断
6.2	疾病分型	乳头状肿瘤	包裹性乳头状癌	字符	未提及分化程度 / 未分化 / 低分化 / 中 – 低分化 / 中分化 / 高 – 中分化 / 高分化 / 可疑	病理检查报告 – 诊断
6.3	疾病分型	乳头状肿瘤	包裹性乳头状癌伴浸润	字符	未提及分化程度 / 未分化 / 低分化 / 中 – 低分化 / 中分化 / 高 – 中分化 / 高分化 / 可疑	病理检查报告 – 诊断
6.4	疾病分型	乳头状肿瘤	原位实性乳头状癌	字符	未提及分化程度 / 未分化 / 低分化 / 中 – 低分化 / 中分化 / 高 – 中分化 / 高分化 / 可疑	病理检查报告 – 诊断
6.5	疾病分型	乳头状肿瘤	实性乳头状癌伴浸润	字符	未提及分化程度 / 未分化 / 低分化 / 中 – 低分化 / 中分化 / 高 – 中分化 / 高分化 / 可疑	病理检查报告 – 诊断

续表

序号	一级分类	二级分类	指标名称	数据类型	值域	取值来源
6.6	疾病分型	乳头状肿瘤	导管内乳头状癌伴浸润	字符	未提及分化程度 / 未分化 / 低分化 / 中－低分化 / 中分化 / 高－中分化 / 高分化 / 可疑	病理检查报告－诊断
6.7	疾病分型	小叶原位癌	小叶原位癌，非特殊型	字符	未提及分化程度 / 未分化 / 低分化 / 中－低分化 / 中分化 / 高－中分化 / 高分化 / 可疑	病理检查报告－诊断
6.8	疾病分型	导管原位癌	导管内癌，非浸润性，非特殊型	字符	未提及分化程度 / 未分化 / 低分化 / 中－低分化 / 中分化 / 高－中分化 / 高分化 / 可疑	病理检查报告－诊断
6.9	疾病分型	浸润性乳腺癌	浸润性癌，非特殊型	字符	未提及分化程度 / 未分化 / 低分化 / 中－低分化 / 中分化 / 高－中分化 / 高分化 / 可疑	病理检查报告－诊断
6.10	疾病分型	浸润性乳腺癌	多形性小叶原位癌	字符	未提及分化程度 / 未分化 / 低分化 / 中－低分化 / 中分化 / 高－中分化 / 高分化 / 可疑	病理检查报告－诊断
6.11	疾病分型	浸润性乳腺癌	嗜酸细胞癌	字符	未提及分化程度 / 未分化 / 低分化 / 中－低分化 / 中分化 / 高－中分化 / 高分化 / 可疑	病理检查报告－诊断
6.12	疾病分型	浸润性乳腺癌	富于脂质癌	字符	未提及分化程度 / 未分化 / 低分化 / 中－低分化 / 中分化 / 高－中分化 / 高分化 / 可疑	病理检查报告－诊断
6.13	疾病分型	浸润性乳腺癌	富于糖原癌	字符	未提及分化程度 / 未分化 / 低分化 / 中－低分化 / 中分化 / 高－中分化 / 高分化 / 可疑	病理检查报告－诊断

续表

序号	一级分类	二级分类	指标名称	数据类型	值域	取值来源
6.14	疾病分型	浸润性乳腺癌	皮脂腺癌	字符	未提及分化程度/未分化/低分化/中－低分化/中分化/高－中分化/高分化/可疑	病理检查报告－诊断
6.15	疾病分型	浸润性乳腺癌	小叶癌，非特殊型	字符	未提及分化程度/未分化/低分化/中－低分化/中分化/高－中分化/高分化/可疑	病理检查报告－诊断
6.16	疾病分型	浸润性乳腺癌	小管癌	字符	未提及分化程度/未分化/低分化/中－低分化/中分化/高－中分化/高分化/可疑	病理检查报告－诊断
6.17	疾病分型	浸润性乳腺癌	筛状癌，非特殊型	字符	未提及分化程度/未分化/低分化/中－低分化/中分化/高－中分化/高分化/可疑	病理检查报告－诊断
6.18	疾病分型	浸润性乳腺癌	黏液性癌	字符	未提及分化程度/未分化/低分化/中－低分化/中分化/高－中分化/高分化/可疑	病理检查报告－诊断
6.19	疾病分型	浸润性乳腺癌	黏液性囊性癌，非特殊型	字符	未提及分化程度/未分化/低分化/中－低分化/中分化/高－中分化/高分化/可疑	病理检查报告－诊断
6.20	疾病分型	浸润性乳腺癌	浸润性微乳头状癌	字符	未提及分化程度/未分化/低分化/中－低分化/中分化/高－中分化/高分化/可疑	病理检查报告－诊断
6.21	疾病分型	浸润性乳腺癌	大汗腺腺癌	字符	未提及分化程度/未分化/低分化/中－低分化/中分化/高－中分化/高分化/可疑	病理检查报告－诊断

续表

序号	一级分类	二级分类	指标名称	数据类型	值域	取值来源
6.22	疾病分型	浸润性乳腺癌	化生性癌，非特殊型	字符	未提及分化程度 / 未分化 / 低分化 / 中 - 低分化 / 中分化 / 高 - 中分化 / 高分化 / 可疑	病理检查报告 - 诊断
6.23	疾病分型	少见肿瘤和涎腺型肿瘤	腺泡细胞癌	字符	未提及分化程度 / 未分化 / 低分化 / 中 - 低分化 / 中分化 / 高 - 中分化 / 高分化 / 可疑	病理检查报告 - 诊断
6.24	疾病分型	少见肿瘤和涎腺型肿瘤	腺样囊性癌	字符	未提及分化程度 / 未分化 / 低分化 / 中 - 低分化 / 中分化 / 高 - 中分化 / 高分化 / 可疑	病理检查报告 - 诊断
6.25	疾病分型	少见肿瘤和涎腺型肿瘤	分泌性癌	字符	未提及分化程度 / 未分化 / 低分化 / 中 - 低分化 / 中分化 / 高 - 中分化 / 高分化 / 可疑	病理检查报告 - 诊断
6.26	疾病分型	少见肿瘤和涎腺型肿瘤	黏液表皮样癌	字符	未提及分化程度 / 未分化 / 低分化 / 中 - 低分化 / 中分化 / 高 - 中分化 / 高分化 / 可疑	病理检查报告 - 诊断
6.27	疾病分型	少见肿瘤和涎腺型肿瘤	多形性腺癌	字符	未提及分化程度 / 未分化 / 低分化 / 中 - 低分化 / 中分化 / 高 - 中分化 / 高分化 / 可疑	病理检查报告 - 诊断
6.28	疾病分型	少见肿瘤和涎腺型肿瘤	伴有极性翻转的高细胞癌	字符	未提及分化程度 / 未分化 / 低分化 / 中 - 低分化 / 中分化 / 高 - 中分化 / 高分化 / 可疑	病理检查报告 - 诊断
6.29	疾病分型	神经内分泌肿瘤	神经内分泌肿瘤 1 级	字符	未提及分化程度 / 未分化 / 低分化 / 中 - 低分化 / 中分化 / 高 - 中分化 / 高分化 / 可疑	病理检查报告 - 诊断

续表

序号	一级分类	二级分类	指标名称	数据类型	值域	取值来源
6.30	疾病分型	神经内分泌肿瘤	神经内分泌肿瘤 2 级	字符	未提及分化程度 / 未分化 / 低分化 / 中－低分化 / 中分化 / 高－中分化 / 高分化 / 可疑	病理检查报告－诊断
6.31	疾病分型	神经内分泌肿瘤	神经内分泌癌，非特殊型	字符	未提及分化程度 / 未分化 / 低分化 / 中－低分化 / 中分化 / 高－中分化 / 高分化 / 可疑	病理检查报告－诊断
6.32	疾病分型	神经内分泌肿瘤	小细胞神经内分泌癌	字符	未提及分化程度 / 未分化 / 低分化 / 中－低分化 / 中分化 / 高－中分化 / 高分化 / 可疑	病理检查报告－诊断
6.33	疾病分型	神经内分泌肿瘤	大细胞神经内分泌癌	字符	未提及分化程度 / 未分化 / 低分化 / 中－低分化 / 中分化 / 高－中分化 / 高分化 / 可疑	病理检查报告－诊断

七、常规实验室检查

模块名称	参考标准
常规实验室检查	陈国强，钱睿哲 . 病理生理学 [M].10 版 . 北京：人民卫生出版社，2024. 刘成玉，罗春丽 . 临床检验基础 [M].5 版 . 北京：人民卫生出版社，2012. 高国全，汤其群 . 生物化学与分子生物学 [M].10 版 . 北京：人民卫生出版社，2024. 姚文兵 . 生物化学 [M].9 版 . 北京：人民卫生出版社，2022. 郭晓奎，彭宜红 . 医学微生物学 [M].10 版 . 北京：人民卫生出版社，2024.

序号	一级分类	二级分类	指标名称	数据类型	值域	取值来源
7.1	实验室检查	血气分析	抽血时吸氧状态	字符	是 / 否	实验室检查结果
7.2	实验室检查	血气分析	氧饱和度为 50% 时的氧分压	数值	0 ～ 100	实验室检查结果
7.3	实验室检查	血气分析	pH	数值	6.0 ～ 8.0	实验室检查结果
7.4	实验室检查	血气分析	氧分压	数值	最大长度为 3 位的数字；可高于 100，尤其是在吸氧状态下	实验室检查结果
7.5	实验室检查	血气分析	二氧化碳分压	数值	最大长度为 3 位的数字；疾病状态下可高于 100	实验室检查结果

续表

序号	一级分类	二级分类	指标名称	数据类型	值域	取值来源
7.6	实验室检查	血气分析	实际碳酸氢盐	数值	0 ～ 100	实验室检查结果
7.7	实验室检查	血气分析	标准碳酸氢盐	数值	0 ～ 100	实验室检查结果
7.8	实验室检查	血气分析	实际碱剩余	数值	-40 ～ 40	实验室检查结果
7.9	实验室检查	血气分析	碱剩余	数值	-40 ～ 40	实验室检查结果
7.10	实验室检查	血气分析	血氧饱和度	数值	0 ～ 100	实验室检查结果
7.11	实验室检查	血气分析	氧合血红蛋白浓度（测定）	数值	0 ～ 100	实验室检查结果
7.12	实验室检查	血气分析	吸氧浓度	数值	0 ～ 100	实验室检查结果
7.13	实验室检查	血常规	血常规	字符	是 / 否	实验室检查结果
7.14	实验室检查	血常规	白细胞计数	数值	最大长度为 4 位的数字，可保留 1 位小数	实验室检查结果
7.15	实验室检查	血常规	中性粒细胞计数	数值	最大长度为 3 位的数字	实验室检查结果
7.16	实验室检查	血常规	中性粒细胞比例	数值	0 ～ 100	实验室检查结果
7.17	实验室检查	血常规	嗜酸性粒细胞计数	数值	最大长度为 3 位的数字	实验室检查结果

续表

序号	一级分类	二级分类	指标名称	数据类型	值域	取值来源
7.18	实验室检查	血常规	嗜酸性粒细胞比例	数值	0～100	实验室检查结果
7.19	实验室检查	血常规	淋巴细胞计数	数值	最大长度为 3 位的数字	实验室检查结果
7.20	实验室检查	血常规	淋巴细胞比例	数值	0～100	实验室检查结果
7.21	实验室检查	血常规	嗜碱性粒细胞计数	数值	最大长度为 3 位的数字	实验室检查结果
7.22	实验室检查	血常规	嗜碱性粒细胞比例	数值	0～100	实验室检查结果
7.23	实验室检查	血常规	单核细胞计数	数值	最大长度为 4 位的数字，可保留 1 位小数	实验室检查结果
7.24	实验室检查	血常规	单核细胞比例	数值	0～100	实验室检查结果
7.25	实验室检查	血常规	红细胞计数	数值	最大长度为 4 位的数字，可保留 1 位小数	实验室检查结果
7.26	实验室检查	血常规	红细胞体积分布宽度变异系数	数值	0～100	实验室检查结果
7.27	实验室检查	血常规	平均红细胞血红蛋白含量	数值	0～100	实验室检查结果
7.28	实验室检查	血常规	平均红细胞血红蛋白浓度	数值	最大长度为 3 位的数字	实验室检查结果

续表

序号	一级分类	二级分类	指标名称	数据类型	值域	取值来源
7.29	实验室检查	血常规	平均红细胞体积	数值	最大长度为 3 位的数字，可保留 1 位小数	实验室检查结果
7.30	实验室检查	血常规	血细胞比容	数值	0 ～ 100	实验室检查结果
7.31	实验室检查	血常规	血红蛋白	数值	最大长度为 3 位的数字	实验室检查结果
7.32	实验室检查	血常规	血小板计数	数值	可变长度。最小为 2 位、最大为 3 位的数字	实验室检查结果
7.33	实验室检查	血糖	血糖检测	字符	是 / 否	实验室检查结果
7.34	实验室检查	血糖	血糖（葡萄糖）	数值	最大为 4 位的数字，保留 1 位小数	实验室检查结果
7.35	实验室检查	血糖	糖化血红蛋白 HbA1a	数值	＞ 0	实验室检查结果
7.36	实验室检查	血糖	糖化血红蛋白 HbA1b	数值	＞ 0	实验室检查结果
7.37	实验室检查	血糖	糖化血红蛋白 HbA1c	数值	0 ～ 100	实验室检查结果
7.38	实验室检查	血脂	血脂检测	字符	是 / 否	实验室检查结果
7.39	实验室检查	血脂	总胆固醇	数值	最大长度为 5 位的数字，保留 2 位小数	实验室检查结果

续表

序号	一级分类	二级分类	指标名称	数据类型	值域	取值来源
7.40	实验室检查	血脂	甘油三酯	数值	最大长度为 5 位的数字，保留 2 位小数	实验室检查结果
7.41	实验室检查	血脂	低密度脂蛋白胆固醇	数值	最大长度为 5 位的数字，保留 2 位小数	实验室检查结果
7.42	实验室检查	血脂	高密度脂蛋白胆固醇	数值	最大长度为 5 位的数字，保留 2 位小数	实验室检查结果
7.43	实验室检查	电解质	电解质检测	字符	是 / 否	实验室检查结果
7.44	实验室检查	电解质	钾离子	数值	＞ 0	实验室检查结果
7.45	实验室检查	电解质	钠离子	数值	＞ 0	实验室检查结果
7.46	实验室检查	电解质	氯离子	数值	＞ 0	实验室检查结果
7.47	实验室检查	电解质	钙离子	数值	＞ 0	实验室检查结果
7.48	实验室检查	肾功能	尿素氮	数值	＞ 0	实验室检查结果
7.49	实验室检查	肾功能	血肌酐	数值	最大长度为 5 位的数字，保留 1 位小数	实验室检查结果
7.50	实验室检查	肿瘤指标	肿瘤标志物检测	字符	是 / 否	实验室检查结果

续表

序号	一级分类	二级分类	指标名称	数据类型	值域	取值来源
7.51	实验室检查	肿瘤指标	血清癌胚抗原	数值	＞ 0	实验室检查结果
7.52	实验室检查	肿瘤指标	血清糖类抗原 125	数值	＞ 0	实验室检查结果
7.53	实验室检查	肿瘤指标	血清糖类抗原 15-3	数值	＞ 0	实验室检查结果
7.54	实验室检查	肿瘤指标	血清糖类抗原 211	数值	＞ 0	实验室检查结果
7.55	实验室检查	肿瘤指标	血清神经元特异性烯醇化酶	数值	＞ 0	实验室检查结果
7.56	实验室检查	肝功能	肝功能	字符	是 / 否	实验室检查结果
7.57	实验室检查	肝功能	总蛋白	数值	＞ 0	实验室检查结果
7.58	实验室检查	肝功能	白蛋白	数值	＞ 0	实验室检查结果
7.59	实验室检查	肝功能	前白蛋白	数值	＞ 0	实验室检查结果
7.60	实验室检查	肝功能	γ- 谷氨酰转移酶	数值	＞ 0	实验室检查结果
7.61	实验室检查	肝功能	谷丙转氨酶	数值	最大长度为 5 位的数字，保留 1 位小数	实验室检查结果
7.62	实验室检查	肝功能	谷草转氨酶	数值	最大长度为 5 位的数字，保留 1 位小数	实验室检查结果

续表

序号	一级分类	二级分类	指标名称	数据类型	值域	取值来源
7.63	实验室检查	肝功能	血清总胆汁酸	数值	最大长度为 5 位的数字，保留 1 位小数	实验室检查结果
7.64	实验室检查	肝功能	总胆红素	数值	最大长度为 5 位的数字，保留 1 位小数	实验室检查结果
7.65	实验室检查	肝功能	结合胆红素	数值	最大长度为 5 位的数字，保留 1 位小数	实验室检查结果
7.66	实验室检查	肝功能	血清 α-L- 岩藻糖苷酶	数值	最大长度为 5 位的数字，保留 1 位小数	实验室检查结果
7.67	实验室检查	痰培养及相关试验	痰培养鉴定结果	字符		实验室检查结果
7.68	实验室检查	痰培养及相关试验	痰涂片检查结果	字符		实验室检查结果
7.69	实验室检查	痰培养及相关试验	药敏试验	字符		实验室检查结果
7.70	实验室检查	痰培养及相关试验	细菌 β- 内酰胺酶检测	字符		实验室检查结果
7.71	实验室检查	痰培养及相关试验	耐甲氧西林葡萄球菌检测	字符		实验室检查结果

续表

序号	一级分类	二级分类	指标名称	数据类型	值域	取值来源
7.72	实验室检查	诱导痰	诱导痰试验	字符	是 / 否	实验室检查结果
7.73	实验室检查	诱导痰	痰嗜酸性粒细胞比例	数值	0 ～ 100	实验室检查结果
7.74	实验室检查	诱导痰	痰中性粒细胞比例	数值	0 ～ 100	实验室检查结果
7.75	实验室检查	诱导痰	痰巨噬细胞比例	数值	0 ～ 100	实验室检查结果
7.76	实验室检查	诱导痰	痰淋巴细胞比例	数值	0 ～ 100	实验室检查结果
7.77	实验室检查	血培养	血培养鉴定结果	字符		实验室检查结果
7.78	实验室检查	血培养	血厌氧菌培养结果	字符		实验室检查结果
7.79	实验室检查	血培养	血需氧菌培养结果	字符		实验室检查结果
7.80	实验室检查	血培养	其他标本培养结果	字符		实验室检查结果
7.81	实验室检查	血培养	血清 G 试验	字符		实验室检查结果
7.82	实验室检查	其他检验	感染指标检验	字符	是 / 否	实验室检查结果
7.83	实验室检查	其他检验	C 反应蛋白	数值	＞ 0	实验室检查结果
7.84	实验室检查	其他检验	超敏 C 反应蛋白	数值	＞ 0	实验室检查结果
7.85	实验室检查	其他检验	降钙素原	数值	＞ 0	实验室检查结果
7.86	实验室检查	其他检验	红细胞沉降率（血沉）	数值	＞ 0	实验室检查结果

续表

序号	一级分类	二级分类	指标名称	数据类型	值域	取值来源
7.87	实验室检查	其他检验	纤维蛋白含量	数值	＞ 0	实验室检查结果
7.88	实验室检查	其他检验	呼出气一氧化氮检测	字符	是 / 否	实验室检查结果
7.89	实验室检查	其他检验	呼出气一氧化氮	数值	＞ 0	实验室检查结果
7.90	实验室检查	其他检验	血清总 IgE	数值	＞ 0	实验室检查结果
7.91	实验室检查	其他检验	血清 α_1-抗胰蛋白酶测定	数值	＞ 0	实验室检查结果

八、钼靶 X 线检查

模块名称	参考标准
钼靶 X 线检查	中华人民共和国国家卫生和计划生育委员会．电子病历基本数据集　第 4 部分：检查检验记录：WS 445.4—2014[S]. 北京：中国标准出版社，2014. 中国抗癌协会乳腺癌专业委员会，中华医学会肿瘤学分会乳腺肿瘤学组．中国抗癌协会乳腺癌诊治指南与规范（2024 年版）[J]. 中国癌症杂志，2023，33（12）：1092-1187. 于春水，郑传胜，王振常．医学影像诊断学 [M].5 版．北京：人民卫生出版社，2022.

序号	一级分类	二级分类	指标名称	数据类型	值域	取值来源
8.1	钼靶 X 线检查	检查报告	检查号	数值		影像学检查
8.2	钼靶 X 线检查	检查报告	报告日期	字符	YYYY-MM-DD	影像学检查
8.3	钼靶 X 线检查	检查报告	检查部位	字符	乳腺 / 其他	影像学检查
8.4	钼靶 X 线检查	检查报告	检查适应证	字符		影像学检查
8.5	钼靶 X 线检查	检查报告	检查体位	字符	MLO 位及 CC 位 /LM 位 /ML 位 /MCC 位 / LCC 位 /CLEO 位 / 乳沟位 / 其他	影像学检查

续表

序号	一级分类	二级分类	指标名称	数据类型	值域	取值来源
8.6	钼靶 X 线检查	检查报告	腺体描述	字符	A 型，脂肪型 /B 型，散在纤维腺体型 /C 型，不均匀致密型 /D 型，极度致密型	影像学检查
8.7	钼靶 X 线检查	检查报告	病变定位	字符	左侧 / 右侧 / 双侧 / 外上象限 / 外下象限 / 内上象限 / 内下象限	影像学检查
8.8	钼靶 X 线检查	检查报告	病变深度	字符	前 1/3（前部）/ 中 1/3（中部）/ 后 1/3（后部）	影像学检查
8.9	钼靶 X 线检查	检查报告	肿块大小	数值	1 ～ 20cm	影像学检查
8.10	钼靶 X 线检查	检查报告	肿块形状	字符		影像学检查
8.11	钼靶 X 线检查	检查报告	肿块边缘情况	字符	边缘清楚 / 部分边缘清楚 / 边缘不清 / 形态不规则，星芒状边缘	影像学检查
8.12	钼靶 X 线检查	检查报告	钙化形态	字符	无 / 点状 / 微细线样 / 细小线样 / 分支状 / 多形性	影像学检查
8.13	钼靶 X 线检查	检查报告	钙化分布	字符	散在分布 / 区域分布 / 集群分布 / 线样分布 / 段样分布	影像学检查

九、乳腺超声检查

模块名称	参考标准
乳腺超声检查	中华人民共和国国家卫生和计划生育委员会 . 电子病历基本数据集　第 4 部分：检查检验记录：WS 445.4—2014[S]. 北京：中国标准出版社，2014. 任卫东，常才 . 超声诊断学 [M].4 版 . 北京：人民卫生出版社，2022.

序号	一级分类	二级分类	指标名称	数据类型	值域	取值来源
9.1	乳腺超声检查	检查报告	检查号	数值		影像学检查
9.2	乳腺超声检查	检查报告	报告日期	字符	YYYY-MM-DD	影像学检查
9.3	乳腺超声检查	检查报告	检查类别标志	字符	是 / 否	影像学检查
9.4	乳腺超声检查	检查报告	乳腺描述	字符		影像学检查
9.5	乳腺超声检查	检查报告	乳腺边界描述	字符		影像学检查
9.6	乳腺超声检查	检查报告	乳腺回声描述	字符	均质的脂肪组织回声 / 均质的纤维腺体回声 / 混杂回声 / 其他	影像学检查
9.7	乳腺超声检查	检查报告	周围组织描述	字符		影像学检查

续表

序号	一级分类	二级分类	指标名称	数据类型	值域	取值来源
9.8	乳腺超声检查	检查报告	肿块	字符	有 / 无	影像学检查
9.9	乳腺超声检查	检查报告	肿块位置	字符	左侧 / 右侧 / 双侧	影像学检查
9.10	乳腺超声检查	检查报告	肿块象限	字符	外上象限 / 外下象限 / 内上象限 / 内下象限 / 中央区	影像学检查
9.11	乳腺超声检查	检查报告	肿块大小	数值	0 ～ 20cm	影像学检查
9.12	乳腺超声检查	检查报告	肿块形态	字符	规则椭圆形 / 规则圆形 / 不规则形	影像学检查
9.13	乳腺超声检查	检查报告	纵横比	数值	＞1（垂直、纵向生长）/ ＜1（平行生长）	影像学检查
9.14	乳腺超声检查	检查报告	距乳头距离	数值	0 ～ 20cm	影像学检查
9.15	乳腺超声检查	检查报告	肿块内部回声情况	字符	无回声 / 轻度低回声 / 显著低回声 / 高回声 / 等回声	影像学检查
9.16	乳腺超声检查	检查报告	肿块边缘情况	字符	清晰（光滑）/ 模糊	影像学检查
9.17	乳腺超声检查	检查报告	肿块后方回声	字符	增强 / 衰弱 / 无改变	影像学检查
9.18	乳腺超声检查	检查报告	肿块血流分级	字符	0/ Ⅰ / Ⅱ / Ⅲ	影像学检查
9.19	乳腺超声检查	检查报告	阻力指数	字符	＞ 0.7/ ≤ 0.7	影像学检查

续表

序号	一级分类	二级分类	指标名称	数据类型	值域	取值来源
9.20	乳腺超声检查	检查报告	钙化情况	字符	无 / 点状 / 粗大 / 细小 / 微小	影像学检查
9.21	乳腺超声检查	检查报告	汇聚征	字符	有 / 无	影像学检查
9.22	乳腺超声检查	检查报告	超声弹性成像硬度	数值	1 分 /2 分 /3 分 /4 分 /5 分	影像学检查
9.23	乳腺超声检查	检查报告	超声弹性成像应变率	字符	/	影像学检查
9.24	乳腺超声检查	检查报告	超声弹性成像位移	字符	/	影像学检查
9.25	乳腺超声检查	检查报告	超声弹性成像剪切波速	字符	/	影像学检查
9.26	乳腺超声造影	检查报告	超声造影（对比增强）	字符	早期（0～1 分钟）/ 中期（1～4 分钟）/ 晚期（4～6 分钟）	影像学检查
9.27	乳腺超声造影	检查报告	达峰时间（TTP）	数值	0～60 秒	影像学检查
9.28	乳腺超声造影	检查报告	平均通过时间（MTT）	数值	0～60 秒	影像学检查
9.29	乳腺超声造影	检查报告	区域血容量（RBV）	字符	/	影像学检查
9.30	乳腺超声造影	检查报告	局部血流（RBF）	字符	/	影像学检查
9.31	乳腺超声造影	检查报告	增强模式	字符	恶性（早期快速强化 / 向心性充盈 / 爪形强化）/ 良性（延迟 / 离心充盈 / 均匀强化）	影像学检查

续表

序号	一级分类	二级分类	指标名称	数据类型	值域	取值来源
9.32	乳腺超声检查	检查报告	多发病灶	字符	单病灶 / 多病灶 / 多中心	影像学检查
9.33	乳腺超声检查	检查报告	腋窝淋巴结大小	数值	0 ～ 50mm	影像学检查
9.34	乳腺超声检查	检查报告	淋巴结边界	字符	清晰 / 模糊	影像学检查
9.35	乳腺超声检查	检查报告	淋巴结内钙化灶	字符	有 / 无	影像学检查
9.36	乳腺超声检查	检查报告	淋巴结形态分型	字符	皮质狭窄型 / 皮质均匀增厚型 / 皮质不均匀增厚型 / 淋巴门消失型	影像学检查
9.37	乳腺超声检查	检查报告	淋巴结血供类型	字符	淋巴门型 / 中央型 / 边缘型 / 混合型	影像学检查
9.38	乳腺超声检查	检查报告	淋巴结血流信号	字符	丰富 / 不丰富	影像学检查
9.39	乳腺超声检查	检查报告	BI-RADS 分类	字符	0 类 /1 类 /2 类 /3 类 /4 类 /5 类 /6 类	影像学检查
9.40	自动全容积	检查报告	肿瘤体积	字符		影像学检查

十、乳腺 MRI 检查

模块名称	参考标准
乳腺 MRI 检查	中华人民共和国国家卫生和计划生育委员会 . 电子病历基本数据集　第 4 部分：检查检验记录：WS 445.4—2014[S]. 北京：中国标准出版社，2014. 于春水，郑传胜，王振常 . 医学影像诊断学 [M].5 版 . 北京：人民卫生出版社，2022.

序号	一级分类	二级分类	指标名称	数据类型	值域	取值来源
10.1	乳腺 MRI 检查	检查报告	报告日期	字符	YYYY-MM-DD	影像学检查
10.2	乳腺 MRI 检查	检查报告	检查部位	字符	头部 / 颈部 / 胸部 / 上腹部 / 下腹部 / 其他	影像学检查
10.3	乳腺 MRI 检查	检查报告	扫描体位	字符	仰卧位 / 俯卧位 / 其他	影像学检查
10.4	乳腺 MRI 检查	检查报告	检查设备	字符		影像学检查
10.5	乳腺 MRI 检查	检查报告	成像序列	字符	T_1WI 不抑制序列 /T_2WI 抑制序列 /T_1WI 增强扫描序列 / 扩散加权序列	影像学检查
10.6	乳腺 MRI 检查	检查报告	纤维腺体分布	字符	异常 / 无异常	影像学检查
10.7	乳腺 MRI 检查	检查报告	点状强化	字符	有 / 无	影像学检查

续表

序号	一级分类	二级分类	指标名称	数据类型	值域	取值来源
10.8	乳腺 MRI 检查	检查报告	肿块	字符	有 / 无	影像学检查
10.9	乳腺 MRI 检查	检查报告	肿块形态	字符	圆形 / 卵圆形 / 不规则	影像学检查
10.10	乳腺 MRI 检查	检查报告	肿块边缘	字符	光整 / 不规则 / 星芒状	影像学检查
10.11	乳腺 MRI 检查	检查报告	肿块内部强化	字符	均匀 / 不均匀 / 环形强化 / 低信号分隔	影像学检查
10.12	乳腺 MRI 检查	检查报告	非肿块强化	字符	是 / 否	影像学检查
10.13	乳腺 MRI 检查	检查报告	非肿块强化形态特征	字符	线状 / 局灶性 / 段样 / 区域性 / 弥散性（多区域性）	影像学检查
10.14	乳腺 MRI 检查	检查报告	非肿块内部强化特征	字符	均匀 / 不均匀 / 集群卵石样 / 簇状小环样强化	影像学检查
10.15	乳腺 MRI 检查	检查报告	病灶双侧对称	字符	是 / 否	影像学检查
10.16	乳腺 MRI 检查	检查报告	其他征象或伴随征象	字符		影像学检查
10.17	乳腺 MRI 检查	检查报告	病灶定位	字符	左侧 / 右侧	影像学检查
10.18	乳腺 MRI 检查	检查报告	纤维腺体构成	字符		影像学检查
10.19	乳腺 MRI 检查	检查报告	BI-RADS 分类	字符	0 类 /1 类 /2 类 /3 类 /4 类 /5 类 /6 类	影像学检查

十一、心电图检查

模块名称	参考标准
心电图检查	中华人民共和国国家卫生和计划生育委员会 . 电子病历基本数据集　第 4 部分：检查检验记录：WS 445.4—2014[S]. 北京：中国标准出版社，2014. 陈新 . 黄宛临床心电图学 [M].6 版 . 北京：人民卫生出版社，2009.

序号	一级分类	二级分类	指标名称	数据类型	值域	取值来源
11.1	心电图检查	检查报告	报告日期	字符	YYYY-MM-DD	心电图检查
11.2	心电图检查	检查报告	心电图	字符	是 / 否	心电图检查
11.3	心电图检查	检查报告	急性心肌梗死	字符	有 / 无	心电图检查
11.4	心电图检查	检查报告	急性心肌梗死部位	字符		心电图检查
11.5	心电图检查	检查报告	陈旧性心肌梗死	字符		心电图检查
11.6	心电图检查	检查报告	陈旧性心肌梗死部位	字符		心电图检查
11.7	心电图检查	检查报告	窦性心律	字符	有 / 无	心电图检查

续表

序号	一级分类	二级分类	指标名称	数据类型	值域	取值来源
11.8	心电图检查	检查报告	心房颤动	字符	有 / 无	心电图检查
11.9	心电图检查	检查报告	心房扑动	字符	有 / 无	心电图检查
11.10	心电图检查	检查报告	窦性停搏	字符	有 / 无	心电图检查
11.11	心电图检查	检查报告	成对室性期前收缩	字符	有 / 无	心电图检查
11.12	心电图检查	检查报告	室性期前收缩三联律	字符	有 / 无	心电图检查
11.13	心电图检查	检查报告	室性心动过速	字符	有 / 无	心电图检查
11.14	心电图检查	检查报告	房性期前收缩二联律	字符	有 / 无	心电图检查
11.15	心电图检查	检查报告	房性期前收缩三联律	字符	有 / 无	心电图检查
11.16	心电图检查	检查报告	房性心动过速	字符	有 / 无	心电图检查
11.17	心电图检查	检查报告	不完全性右束支传导阻滞	字符	有 / 无	心电图检查
11.18	心电图检查	检查报告	完全性右束支传导阻滞	字符	有 / 无	心电图检查
11.19	心电图检查	检查报告	完全性左束支传导阻滞	字符	有 / 无	心电图检查
11.20	心电图检查	检查报告	左前分支阻滞	字符	有 / 无	心电图检查

续表

序号	一级分类	二级分类	指标名称	数据类型	值域	取值来源
11.21	心电图检查	检查报告	左后分支阻滞	字符	有 / 无	心电图检查
11.22	心电图检查	检查报告	非特异性室内传导阻滞	字符	有 / 无	心电图检查
11.23	心电图检查	检查报告	房室传导阻滞	字符	有 / 无	心电图检查
11.24	心电图检查	检查报告	房室传导阻滞类型	字符	一度 / 二度Ⅰ型 / 二度Ⅱ型 / 三度	心电图检查
11.25	心电图检查	检查报告	ST 段	字符	抬高 / 压低 / 其他	心电图检查
11.26	心电图检查	检查报告	心电轴	字符	不偏 / 左偏 / 右偏 / 不确定	心电图检查
11.27	心电图检查	检查报告	顺时针转位	字符	有 / 无	心电图检查
11.28	心电图检查	检查报告	逆时针转位	字符	有 / 无	心电图检查
11.29	心电图检查	检查报告	心房肥大	字符	有 / 无	心电图检查
11.30	心电图检查	检查报告	心房肥大类型	字符	右心房肥大 / 左心房肥大 / 双侧心房肥大	心电图检查
11.31	心电图检查	检查报告	心室肥厚	字符	有 / 无	心电图检查
11.32	心电图检查	检查报告	心室肥厚类型	字符	左心室肥厚 / 右心室肥厚 / 双侧心室肥厚	心电图检查

续表

序号	一级分类	二级分类	指标名称	数据类型	值域	取值来源
11.33	心电图检查	检查报告	窦性心动过速	字符	有 / 无	心电图检查
11.34	心电图检查	检查报告	窦性心动过缓	字符	有 / 无	心电图检查
11.35	心电图检查	检查报告	窦性心律不齐	字符	有 / 无	心电图检查
11.36	心电图检查	检查报告	病态窦房结综合征	字符	有 / 无	心电图检查
11.37	心电图检查	检查报告	交界性期前收缩	字符	有 / 无	心电图检查
11.38	心电图检查	检查报告	阵发性室上性心动过速	字符	有 / 无	心电图检查
11.39	心电图检查	检查报告	心室扑动	字符	有 / 无	心电图检查
11.40	心电图检查	检查报告	心室颤动	字符	有 / 无	心电图检查
11.41	心电图检查	检查报告	窦房传导阻滞	字符	有 / 无	心电图检查
11.42	心电图检查	检查报告	窦房传导阻滞类型	字符	一度 / 二度Ⅰ型 / 二度Ⅱ / 三度	心电图检查
11.43	心电图检查	检查报告	预激综合征	字符	有 / 无	心电图检查

十二、CT 检查

模块名称	参考标准
CT 检查	中华人民共和国国家卫生和计划生育委员会 . 电子病历基本数据集　第 4 部分：检查检验记录：WS 445.4—2014[S]. 北京：中国标准出版社，2014. 于春水，郑传胜，王振常 . 医学影像诊断学 [M].5 版 . 北京：人民卫生出版社，2022.

序号	一级分类	二级分类	指标名称	数据类型	值域	取值来源
12.1	CT 检查	检查报告	CT 检查号	数值		影像学检查
12.2	CT 检查	检查报告	CT 报告日期	字符	YYYY-MM-DD	影像学检查
12.3	CT 检查	检查报告	检查部位	字符	头颅 / 颈部 / 胸部 / 其他	影像学检查
12.4	CT 检查	检查报告	腔隙性梗死灶	字符	有 / 无	影像学检查
12.5	CT 检查	检查报告	脑萎缩	字符	有 / 无	影像学检查
12.6	CT 检查	检查报告	梗死	字符	有 / 无	影像学检查
12.7	CT 检查	检查报告	梗死部位	字符		影像学检查

续表

序号	一级分类	二级分类	指标名称	数据类型	值域	取值来源
12.8	CT 检查	检查报告	梗死灶大小	数值	0 ～ 20cm	影像学检查
12.9	CT 检查	检查报告	骨折	字符	有 / 无	影像学检查
12.10	CT 检查	检查报告	骨折部位	字符		影像学检查
12.11	CT 检查	检查报告	CT 值	数值	-1000 ～ 1000HU	影像学检查
12.12	CT 检查	检查报告	血肿	字符	有 / 无	影像学检查
12.13	CT 检查	检查报告	血肿部位	字符		影像学检查
12.14	CT 检查	检查报告	脑实质出血	字符	有 / 无	影像学检查
12.15	CT 检查	检查报告	出血部位	字符		影像学检查
12.16	CT 检查	检查报告	出血量大小	数值	0 ～ 200mL	影像学检查
12.17	CT 检查	检查报告	脑动静脉畸形	字符	有 / 无	影像学检查
12.18	CT 检查	检查报告	脑动静脉畸形部位	字符		影像学检查
12.19	CT 检查	检查报告	脑动脉瘤	字符	有 / 无	影像学检查
12.20	CT 检查	检查报告	脑动脉瘤部位	字符		影像学检查

续表

序号	一级分类	二级分类	指标名称	数据类型	值域	取值来源
12.21	CT 检查	检查报告	脑挫裂伤	字符	有 / 无	影像学检查
12.22	CT 检查	检查报告	脑挫裂伤部位	字符		影像学检查
12.23	CT 检查	检查报告	脑积水	字符	有 / 无	影像学检查
12.24	CT 检查	检查报告	脑脓肿	字符	有 / 无	影像学检查
12.25	CT 检查	检查报告	脑脓肿部位	字符		影像学检查
12.26	CT 检查	检查报告	脑膜瘤	字符	有 / 无	影像学检查
12.27	CT 检查	检查报告	脑膜瘤部位	字符		影像学检查
12.28	CT 检查	检查报告	脑膜瘤大小	数值	0 ～ 20cm	影像学检查
12.29	CT 检查	检查报告	神经胶质瘤	字符	有 / 无	影像学检查
12.30	CT 检查	检查报告	神经胶质瘤部位	字符		影像学检查
12.31	CT 检查	检查报告	神经胶质瘤大小	数值	0 ～ 20cm	影像学检查
12.32	CT 检查	检查报告	颅咽管瘤	字符	有 / 无	影像学检查
12.33	CT 检查	检查报告	颅咽管瘤部位	字符		影像学检查

续表

序号	一级分类	二级分类	指标名称	数据类型	值域	取值来源
12.34	CT 检查	检查报告	颅咽管瘤大小	数值	0～20cm	影像学检查
12.35	CT 检查	检查报告	听神经瘤	字符	有 / 无	影像学检查
12.36	CT 检查	检查报告	听神经瘤部位	字符		影像学检查
12.37	CT 检查	检查报告	听神经瘤大小	数值	0～20cm	影像学检查
12.38	CT 检查	检查报告	垂体腺瘤	字符	有 / 无	影像学检查
12.39	CT 检查	检查报告	垂体腺瘤部位	字符		影像学检查
12.40	CT 检查	检查报告	垂体腺瘤大小	数值	0～20cm	影像学检查
12.41	CT 检查	检查报告	脑转移瘤	字符	有 / 无	影像学检查
12.42	CT 检查	检查报告	脑转移瘤部位	字符		影像学检查
12.43	CT 检查	检查报告	脑转移瘤大小	数值	0～20cm	影像学检查
12.44	CT 检查	检查报告	骨转移	字符	有 / 无	影像学检查
12.45	CT 检查	检查报告	骨转移部位	字符		影像学检查
12.46	CT 检查	检查报告	脑转移瘤数目	数值	0～20 个	影像学检查

续表

序号	一级分类	二级分类	指标名称	数据类型	值域	取值来源
12.47	CT 检查	检查报告	头颅 CT 诊断结果	字符		影像学检查
12.48	CT 检查	检查报告	脑囊虫病	字符	有 / 无	影像学检查
12.49	CT 检查	检查报告	脑囊肿	字符	有 / 无	影像学检查
12.50	CT 检查	检查报告	脑囊肿部位	字符		影像学检查
12.51	CT 检查	检查报告	脑囊肿大小	数值	0 ～ 20cm	影像学检查
12.52	CT 检查	检查报告	脑棘球蚴病	字符	有 / 无	影像学检查
12.53	CT 检查	检查报告	病毒性脑炎	字符	有 / 无	影像学检查
12.54	CT 检查	检查报告	结核性脑膜炎	字符	有 / 无	影像学检查
12.55	CT 检查	检查报告	弥漫性轴索损伤	字符	有 / 无	影像学检查
12.56	CT 检查	检查报告	脑白质脱髓鞘	字符	有 / 无	影像学检查
12.57	CT 检查	检查报告	多发性硬化	字符	有 / 无	影像学检查
12.58	CT 检查	检查报告	胼胝体发育不全	字符	有 / 无	影像学检查
12.59	CT 检查	检查报告	小脑扁桃体下疝畸形	字符	有 / 无	影像学检查

续表

序号	一级分类	二级分类	指标名称	数据类型	值域	取值来源
12.60	CT 检查	检查报告	骨转移	字符	有 / 无	影像学检查
12.61	CT 检查	检查报告	骨转移部位	字符		影像学检查
12.62	CT 检查	检查报告	颅底骨质破坏	字符	有 / 无	影像学检查
12.63	CT 检查	检查报告	咽后间隙淋巴结肿大	字符	有 / 无	影像学检查
12.64	CT 检查	检查报告	颈部淋巴结肿大	字符	有 / 无	影像学检查
12.65	CT 检查	检查报告	甲状腺大小	数值	0 ～ 20cm	影像学检查
12.66	CT 检查	检查报告	甲状腺结节	字符	有 / 无	影像学检查
12.67	CT 检查	检查报告	甲状腺结节大小	数值	0 ～ 20cm	影像学检查
12.68	CT 检查	检查报告	甲状腺肿块	字符	有 / 无	影像学检查
12.69	CT 检查	检查报告	甲状腺肿块大小	数值	0 ～ 20cm	影像学检查
12.70	CT 检查	检查报告	甲状旁腺大小	数值	0 ～ 20cm	影像学检查
12.71	CT 检查	检查报告	颈部 CT 诊断结果	字符		影像学检查
12.72	CT 检查	检查报告	先天性外耳道闭锁	字符	有 / 无	影像学检查

续表

序号	一级分类	二级分类	指标名称	数据类型	值域	取值来源
12.73	CT 检查	检查报告	咽喉部肿物	字符	有 / 无	影像学检查
12.74	CT 检查	检查报告	咽喉部肿物大小	数值	0 ～ 20cm	影像学检查
12.75	CT 检查	检查报告	胸廓对称性	字符	对称 / 不对称 / 其他	影像学检查
12.76	CT 检查	检查报告	胸廓骨质	字符	正常 / 异常	影像学检查
12.77	CT 检查	检查报告	胸壁软组织	字符	正常 / 异常	影像学检查
12.78	CT 检查	检查报告	胸膜	字符	正常 / 肥厚 / 粘连 / 其他	影像学检查
12.79	CT 检查	检查报告	胸膜肥厚粘连	字符	有 / 无	影像学检查
12.80	CT 检查	检查报告	胸膜肿块	字符	有 / 无	影像学检查
12.81	CT 检查	检查报告	胸腔	字符	正常 / 积液 / 积气 / 其他	影像学检查
12.82	CT 检查	检查报告	胸腔积液	字符	有 / 无	影像学检查
12.83	CT 检查	检查报告	胸腔积液量	数值	0 ～ 5000mL	影像学检查
12.84	CT 检查	检查报告	气胸	字符	有 / 无	影像学检查

续表

序号	一级分类	二级分类	指标名称	数据类型	值域	取值来源
12.85	CT 检查	检查报告	肺纹理	字符	正常 / 增粗 / 稀疏	影像学检查
12.86	CT 检查	检查报告	肺部实变影	字符	有 / 无	影像学检查
12.87	CT 检查	检查报告	肺部实变影部位	字符		影像学检查
12.88	CT 检查	检查报告	肺部实变影大小	数值	0 ～ 100cm	影像学检查
12.89	CT 检查	检查报告	肺部实变影性质	字符		影像学检查
12.90	CT 检查	检查报告	肺部斑片影	字符	有 / 无	影像学检查
12.91	CT 检查	检查报告	肺部斑片影部位	字符		影像学检查
12.92	CT 检查	检查报告	肺部斑片影大小	数值	0 ～ 100cm	影像学检查
12.93	CT 检查	检查报告	肺部斑片影性质	字符		影像学检查
12.94	CT 检查	检查报告	肺部磨玻璃影	字符	有 / 无	影像学检查
12.95	CT 检查	检查报告	肺部磨玻璃影部位	字符	按照肺叶 / 肺段定位进行描述	影像学检查
12.96	CT 检查	检查报告	肺部磨玻璃影大小	数值	0 ～ 100cm	影像学检查
12.97	CT 检查	检查报告	小叶间隔增厚	字符	有 / 无	影像学检查

续表

序号	一级分类	二级分类	指标名称	数据类型	值域	取值来源
12.98	CT 检查	检查报告	小叶间隔增厚部位	字符		影像学检查
12.99	CT 检查	检查报告	铺路石征	字符	有 / 无	影像学检查
12.100	CT 检查	检查报告	地图征	字符	有 / 无	影像学检查
12.101	CT 检查	检查报告	肺部结节	字符	有 / 无	影像学检查
12.102	CT 检查	检查报告	肺部结节部位	字符		影像学检查
12.103	CT 检查	检查报告	肺部结节大小	数值	0 ～ 100cm	影像学检查
12.104	CT 检查	检查报告	肺部结节形态	字符		影像学检查
12.105	CT 检查	检查报告	肺部结节性质	字符		影像学检查
12.106	CT 检查	检查报告	肺门淋巴结增大	字符	有 / 无	影像学检查
12.107	CT 检查	检查报告	纵隔淋巴结增大	字符	有 / 无	影像学检查
12.108	CT 检查	检查报告	心脏的检查结果	字符		影像学检查
12.109	CT 检查	检查报告	大血管的检查结果	字符		影像学检查
12.110	CT 检查	检查报告	纵隔有无肿块	字符	有 / 无	影像学检查

续表

序号	一级分类	二级分类	指标名称	数据类型	值域	取值来源
12.111	CT 检查	检查报告	同层面肺动脉与升主动脉内径的比值	数值	是否＞ 1	影像学检查
12.112	CT 检查	检查报告	胸部 CT 的诊断结果	字符		影像学检查
12.113	CT 检查	检查报告	肺门影情况	字符		影像学检查
12.114	CT 检查	检查报告	阻塞性肺气肿	字符	有 / 无	影像学检查
12.115	CT 检查	检查报告	阻塞性肺不张	字符	有 / 无	影像学检查
12.116	CT 检查	检查报告	空洞	字符	有 / 无	影像学检查
12.117	CT 检查	检查报告	空腔	字符	有 / 无	影像学检查
12.118	CT 检查	检查报告	间质性病变	字符	有 / 无	影像学检查
12.119	CT 检查	检查报告	钙化	字符	有 / 无	影像学检查
12.120	CT 检查	检查报告	轨道征	字符	有 / 无	影像学检查
12.121	CT 检查	检查报告	印戒征	字符	有 / 无	影像学检查
12.122	CT 检查	检查报告	肺炎	字符	有 / 无	影像学检查
12.123	CT 检查	检查报告	肺脓肿	字符	有 / 无	影像学检查

续表

序号	一级分类	二级分类	指标名称	数据类型	值域	取值来源
12.124	CT 检查	检查报告	肺结核	字符	有 / 无	影像学检查
12.125	CT 检查	检查报告	特发性肺纤维化	字符	有 / 无	影像学检查
12.126	CT 检查	检查报告	肺泡蛋白质沉积	字符	有 / 无	影像学检查
12.127	CT 检查	检查报告	胸部外伤	字符	有 / 无	影像学检查
12.128	CT 检查	检查报告	气管及支气管裂伤	字符	有 / 无	影像学检查
12.129	CT 检查	检查报告	肺挫裂伤	字符	有 / 无	影像学检查
12.130	CT 检查	检查报告	肋骨骨折	字符	有 / 无	影像学检查

十三、PET-CT 检查

模块名称	参考标准
PET-CT 检查	中华人民共和国国家卫生和计划生育委员会．电子病历基本数据集　第 4 部分：检查检验记录：WS 445.4—2014[S]. 北京：中国标准出版社，2014. 王茜，李囡，霍力，等．核医学 ^{18}F-FDG PET/CT 报告书写规范 [J]. 中国医学影像学杂志，2021，29(1)：1-3.

序号	一级分类	二级分类	指标名称	数据类型	值域	取值来源
13.1	PET-CT 检查	检查报告	检查号	数值		影像学检查
13.2	PET-CT 检查	检查报告	送检日期	字符	YYYY-MM-DD	影像学检查
13.3	PET-CT 检查	检查报告	报告日期	字符	YYYY-MM-DD	影像学检查
13.4	PET-CT 检查	检查报告	检查目的	字符		影像学检查
13.5	PET-CT 检查	检查报告	设备型号	字符		影像学检查
13.6	PET-CT 检查	检查报告	送检科室	字符		影像学检查
13.7	PET-CT 检查	检查报告	疾病诊断时间	字符	YYYY-MM-DD	影像学检查
13.8	PET-CT 检查	检查报告	患者血糖水平	字符		影像学检查

续表

序号	一级分类	二级分类	指标名称	数据类型	值域	取值来源
13.9	PET-CT 检查	检查报告	显像剂名称	字符		影像学检查
13.10	PET-CT 检查	检查报告	注射活度	字符		影像学检查
13.11	PET-CT 检查	检查报告	给药时间	字符	YYYY-MM-DD	影像学检查
13.12	PET-CT 检查	检查报告	给药途径	字符		影像学检查
13.13	PET-CT 检查	检查报告	给药剂量	字符		影像学检查
13.14	PET-CT 检查	检查报告	图像采集时间	字符	YYYY-MM-DD	影像学检查
13.15	PET-CT 检查	检查报告	辅助干预措施	字符		影像学检查
13.16	PET-CT 检查	检查报告	扫描参数	字符		影像学检查
13.17	PET-CT 检查	检查报告	对比剂使用情况	字符		影像学检查
13.18	PET-CT 检查	检查报告	采集条件	字符		影像学检查
13.19	PET-CT 检查	检查报告	影像所见	字符		影像学检查
13.20	PET-CT 检查	检查报告	影像结论	字符		影像学检查
13.21	PET-CT 检查	检查报告	胸腔是否有肿瘤	字符	是 / 否	影像学检查

续表

序号	一级分类	二级分类	指标名称	数据类型	值域	取值来源
13.22	PET-CT 检查	检查报告	肿瘤部位	字符		影像学检查
13.23	PET-CT 检查	检查报告	肿瘤数目	字符		影像学检查
13.24	PET-CT 检查	检查报告	肿瘤标准摄取值（SUV 值）	数值	0 ～ 20	影像学检查
13.25	PET-CT 检查	检查报告	肿瘤 SUV 值判断	字符	良性 / 恶性 / 其他	影像学检查
13.26	PET-CT 检查	检查报告	最大肿瘤的最大径	数值	0 ～ 50cm	影像学检查
13.27	PET-CT 检查	检查报告	最大肿瘤最大横径	数值	0 ～ 50cm	影像学检查
13.28	PET-CT 检查	检查报告	是否有淋巴结转移	字符	是 / 否	影像学检查
13.29	PET-CT 检查	检查报告	转移淋巴结	字符		影像学检查
13.30	PET-CT 检查	检查报告	是否有转移瘤	字符	是 / 否	影像学检查
13.31	PET-CT 检查	检查报告	转移瘤部位	字符		影像学检查
13.32	PET-CT 检查	检查报告	各个部位转移瘤数目	数值		影像学检查

十四、病理检查

模块名称	参考标准
病理检查	中华人民共和国国家卫生健康委员会．卫生健康信息数据元目录　第 8 部分：临床辅助检查：WS/T 363.8—2023[S]. 北京：中国标准出版社，2023. 中国抗癌协会乳腺癌专业委员会，中华医学会肿瘤学分会乳腺肿瘤学组．中国抗癌协会乳腺癌诊治指南与规范（2024 年版）[J]. 中国癌症杂志，2023，33（12）：1092-1187. 吴欢，应俊，王逸飞，等．乳腺癌病理文本的结构化信息提取 [J]. 解放军医学院学报，2020，41（7）：746-751.

序号	一级分类	二级分类	指标名称	数据类型	值域	取值来源
14.1	病理检查	基本信息	病理报告日期	字符	YYYY-MM-DD	病理检查
14.2	病理检查	基本信息	病理号	数值		病理检查
14.3	病理检查	基本信息	标本类型	字符		病理检查
14.4	病理检查	基本信息	标本名称	字符		病理检查
14.5	病理检查	乳腺组织学分型	乳头状肿瘤	字符	乳头状导管原位癌 / 包裹性乳头状癌 / 实性乳头状癌 / 浸润性乳头状癌	病理检查
14.6	病理检查	乳腺组织学分型	小叶原位癌	字符	是 / 否	病理检查

续表

序号	一级分类	二级分类	指标名称	数据类型	值域	取值来源
14.7	病理检查	乳腺组织学分型	导管原位癌	字符	是 / 否	病理检查
14.8	病理检查	乳腺组织学分型	浸润性乳腺癌	字符	浸润性癌 / 微浸润性癌 / 浸润性小叶癌 / 小管癌 / 筛状癌 / 黏液性癌 / 黏液性囊腺癌 / 浸润性微乳头状癌 / 伴大汗腺分化的癌 / 化生性癌	病理检查
14.9	病理检查	乳腺组织学分型	少见肿瘤和涎腺型肿瘤	字符	腺泡细胞癌 / 腺样囊性癌 / 分泌性癌 / 黏液表皮样癌 / 多形性腺癌 / 伴有极性翻转的高细胞癌	病理检查
14.10	病理检查	乳腺组织学分型	神经内分泌肿瘤	字符	神经内分泌肿瘤 / 神经内分泌癌	病理检查
14.11	病理检查	组织学分级	乳腺浸润性癌组织学分级	字符	Ⅰ级 / Ⅱ级 / Ⅲ级	病理检查
14.12	病理检查	组织学分级	乳腺导管原位癌组织学分级	字符	低核级 / 中核级 / 高核级	病理检查
14.13	病理检查	病理结果	淋巴结转移	字符		病理检查
14.14	病理检查	病理结果	并存乳腺导管原位癌	字符	有 / 无	病理检查
14.15	病理检查	病理结果	淋巴管、血管侵犯	字符	有 / 无	病理检查
14.16	病理检查	病理结果	切缘	字符		病理检查
14.17	病理检查	病理结果	坏死	字符	有 / 无	病理检查

续表

序号	一级分类	二级分类	指标名称	数据类型	值域	取值来源
14.18	病理检查	病理结果	免疫组化检测	字符		病理检查
14.19	病理检查	病理结果	分子分型	字符		病理检查
14.20	病理检查	病理结果	侧别	字符	左侧乳 / 右侧乳	病理检查
14.21	病理检查	病理结果	原位癌分级	字符	低级 / 中级 / 高级	病理检查
14.22	病理检查	SBR 分级	腺管结构	字符	1 分 /2 分 /3 分	病理检查
14.23	病理检查	SBR 分级	多形性	字符	1 分 /2 分 /3 分	病理检查
14.24	病理检查	SBR 分级	核分裂数	字符	1 分 /2 分 /3 分	病理检查
14.25	病理检查	病理结果	浸润癌大小	数值	0 ～ 20cm	病理检查
14.26	病理检查	病理结果	脉管内癌栓	字符		病理检查
14.27	病理检查	病理结果	皮肤侵犯	字符	有 / 无	病理检查
14.28	病理检查	病理结果	乳头侵犯	字符	有 / 无	病理检查
14.29	病理检查	病理结果	乳晕侵犯	字符	有 / 无	病理检查
14.30	病理检查	病理结果	神经侵犯	字符	有 / 无	病理检查
14.31	病理检查	病理结果	腋窝淋巴结转移	字符	有 / 无	病理检查

续表

序号	一级分类	二级分类	指标名称	数据类型	值域	取值来源
14.32	病理检查	病理结果	前哨淋巴结转移	字符	有 / 无	病理检查
14.33	病理检查	病理结果	锁骨淋巴结转移	字符	有 / 无	病理检查
14.34	病理检查	病理结果	锁骨下窝淋巴结转移	字符	有 / 无	病理检查
14.35	病理检查	病理结果	胸肌间淋巴结转移	字符	有 / 无	病理检查
14.36	病理检查	病理结果	乳腺内淋巴结转移	字符	有 / 无	病理检查
14.37	病理检查	病理结果	FISH 检测	字符	阴性 / 阳性	病理检查
14.38	病理检查	病理结果	雌激素受体（ER）	字符	阴性 / 阳性	病理检查
14.39	病理检查	病理结果	孕激素受体（PR）	字符	阴性 / 阳性	病理检查
14.40	病理检查	病理结果	HER2	字符	阴性 / 阳性	病理检查
14.41	病理检查	病理结果	Ki-67	字符	阴性 / 阳性	病理检查
14.42	病理检查	病理结果	新辅助治疗后 Miller-Payne 分级	字符	1 级 /2 级 /3 级 /4 级 /5 级	病理检查
14.43	病理检查	病理结果	新辅助治疗后淋巴结 Sataloff 分级	字符	N-A/N-B/N-C/N-D	病理检查

十五、临床分期

模块名称	参考标准
临床分期	MAHUL B.AJCC cancer staging manual[M].8th ed.New York：Springer，2017.

序号	一级分类	二级分类	指标名称	数据类型	值域	取值来源
15.1	诊断信息	肿瘤分期时间	分期时间	字符	YYYY-MM-DD	住院记录－影像学检查
15.2	诊断信息	肿瘤分期类型	分期类型	字符		住院记录－影像学检查
15.3	诊断信息	肿瘤分期	ⅠA 期	字符	有 / 无	病案首页 / 出院记录中的出院全部诊断或者门诊记录中的全部诊断
15.4	诊断信息	肿瘤分期	ⅠB 期	字符	有 / 无	病案首页 / 出院记录中的出院全部诊断或者门诊记录中的全部诊断
15.5	诊断信息	肿瘤分期	ⅡA 期	字符	有 / 无	病案首页 / 出院记录中的出院全部诊断或者门诊记录中的全部诊断
15.6	诊断信息	肿瘤分期	ⅡB 期	字符	有 / 无	病案首页 / 出院记录中的出院全部诊断或者门诊记录中的全部诊断

续表

序号	一级分类	二级分类	指标名称	数据类型	值域	取值来源
15.7	诊断信息	肿瘤分期	ⅢA 期	字符	有 / 无	病案首页 / 出院记录中的出院全部诊断或者门诊记录中的全部诊断
15.8	诊断信息	肿瘤分期	ⅢB 期	字符	有 / 无	病案首页 / 出院记录中的出院全部诊断或者门诊记录中的全部诊断
15.9	诊断信息	肿瘤分期	ⅢC 期	字符	有 / 无	病案首页 / 出院记录中的出院全部诊断或者门诊记录中的全部诊断
15.10	诊断信息	肿瘤分期	Ⅳ期	字符	有 / 无	病案首页 / 出院记录中的出院全部诊断或者门诊记录中的全部诊断
15.11	诊断信息	肿瘤分期	T_X	字符	有 / 无	病案首页 / 出院记录中的出院全部诊断或者门诊记录中的全部诊断
15.12	诊断信息	肿瘤分期	T_0	字符	有 / 无	病案首页 / 出院记录中的出院全部诊断或者门诊记录中的全部诊断
15.13	诊断信息	肿瘤分期	T_{is}	字符	有 / 无	病案首页 / 出院记录中的出院全部诊断或者门诊记录中的全部诊断
15.14	诊断信息	肿瘤分期	T_1	字符	有 / 无	病案首页 / 出院记录中的出院全部诊断或者门诊记录中的全部诊断

续表

序号	一级分类	二级分类	指标名称	数据类型	值域	取值来源
15.15	诊断信息	肿瘤分期	T_{1mi}	字符	有 / 无	病案首页 / 出院记录中的出院全部诊断或者门诊记录中的全部诊断
15.16	诊断信息	肿瘤分期	T_{1a}	字符	有 / 无	病案首页 / 出院记录中的出院全部诊断或者门诊记录中的全部诊断
15.17	诊断信息	肿瘤分期	T_{1b}	字符	有 / 无	病案首页 / 出院记录中的出院全部诊断或者门诊记录中的全部诊断
15.18	诊断信息	肿瘤分期	T_{1c}	字符	有 / 无	病案首页 / 出院记录中的出院全部诊断或者门诊记录中的全部诊断
15.19	诊断信息	肿瘤分期	T_2	字符	有 / 无	病案首页 / 出院记录中的出院全部诊断或者门诊记录中的全部诊断
15.20	诊断信息	肿瘤分期	T_3	字符	有 / 无	病案首页 / 出院记录中的出院全部诊断或者门诊记录中的全部诊断
15.21	诊断信息	肿瘤分期	T_4	字符	有 / 无	病案首页 / 出院记录中的出院全部诊断或者门诊记录中的全部诊断
15.22	诊断信息	肿瘤分期	T_{4a}	字符	有 / 无	病案首页 / 出院记录中的出院全部诊断或者门诊记录中的全部诊断

续表

序号	一级分类	二级分类	指标名称	数据类型	值域	取值来源
15.23	诊断信息	肿瘤分期	T_{4b}	字符	有 / 无	病案首页 / 出院记录中的出院全部诊断或者门诊记录中的全部诊断
15.24	诊断信息	肿瘤分期	T_{4c}	字符	有 / 无	病案首页 / 出院记录中的出院全部诊断或者门诊记录中的全部诊断
15.25	诊断信息	肿瘤分期	T_{4d}	字符	有 / 无	病案首页 / 出院记录中的出院全部诊断或者门诊记录中的全部诊断
15.26	诊断信息	肿瘤分期	N_X	字符	有 / 无	病案首页 / 出院记录中的出院全部诊断或者门诊记录中的全部诊断
15.27	诊断信息	肿瘤分期	N_0	字符	有 / 无	病案首页 / 出院记录中的出院全部诊断或者门诊记录中的全部诊断
15.28	诊断信息	肿瘤分期	$N_{0(i-)}$	字符	有 / 无	病案首页 / 出院记录中的出院全部诊断或者门诊记录中的全部诊断
15.29	诊断信息	肿瘤分期	$N_{0(i+)}$	字符	有 / 无	病案首页 / 出院记录中的出院全部诊断或者门诊记录中的全部诊断
15.30	诊断信息	肿瘤分期	$N_{0(mol-)}$	字符	有 / 无	病案首页 / 出院记录中的出院全部诊断或者门诊记录中的全部诊断

续表

序号	一级分类	二级分类	指标名称	数据类型	值域	取值来源
15.31	诊断信息	肿瘤分期	$N_{0（mol+）}$	字符	有 / 无	病案首页 / 出院记录中的出院全部诊断或者门诊记录中的全部诊断
15.32	诊断信息	肿瘤分期	N_{1mi}	字符	有 / 无	病案首页 / 出院记录中的出院全部诊断或者门诊记录中的全部诊断
15.33	诊断信息	肿瘤分期	N_{1a}	字符	有 / 无	病案首页 / 出院记录中的出院全部诊断或者门诊记录中的全部诊断
15.34	诊断信息	肿瘤分期	N_{1b}	字符	有 / 无	病案首页 / 出院记录中的出院全部诊断或者门诊记录中的全部诊断
15.35	诊断信息	肿瘤分期	N_{1c}	字符	有 / 无	病案首页 / 出院记录中的出院全部诊断或者门诊记录中的全部诊断
15.36	诊断信息	肿瘤分期	N_{2a}	字符	有 / 无	病案首页 / 出院记录中的出院全部诊断或者门诊记录中的全部诊断
15.37	诊断信息	肿瘤分期	N_{2b}	字符	有 / 无	病案首页 / 出院记录中的出院全部诊断或者门诊记录中的全部诊断
15.38	诊断信息	肿瘤分期	N_{3a}	字符	有 / 无	病案首页 / 出院记录中的出院全部诊断或者门诊记录中的全部诊断

续表

序号	一级分类	二级分类	指标名称	数据类型	值域	取值来源
15.39	诊断信息	肿瘤分期	N_{3b}	字符	有 / 无	病案首页 / 出院记录中的出院全部诊断或者门诊记录中的全部诊断
15.40	诊断信息	肿瘤分期	N_{3c}	字符	有 / 无	病案首页 / 出院记录中的出院全部诊断或者门诊记录中的全部诊断
15.41	诊断信息	肿瘤分期	$M_{0\ (i+)}$	字符	有 / 无	病案首页 / 出院记录中的出院全部诊断或者门诊记录中的全部诊断
15.42	诊断信息	肿瘤分期	M_1	字符	有 / 无	病案首页 / 出院记录中的出院全部诊断或者门诊记录中的全部诊断

十六、手术治疗

模块名称	参考标准
手术治疗	中国抗癌协会乳腺癌专业委员会，中华医学会肿瘤学分会乳腺肿瘤学组 . 中国抗癌协会乳腺癌诊治指南与规范（2024 年版）[J]. 中国癌症杂志，2023，33（12）：1092-1187. 中国临床肿瘤学会指南工作委员会 . 中国临床肿瘤学会（CSCO）乳腺癌诊疗指南 2024[M]. 北京：人民卫生出版社，2024.

序号	一级分类	二级分类	指标名称	数据类型	值域	取值来源
16.1	治疗信息	手术治疗信息	手术日期	字符	YYYY-MM-DD	住院医嘱－手术信息
16.2	治疗信息	手术治疗信息	首次手术	字符	是 / 否	住院医嘱－手术信息
16.3	治疗信息	手术治疗信息	手术性质	字符	姑息、根治、探查、活检、其他	住院医嘱－手术信息
16.4	治疗信息	手术治疗信息	手术名称	字符		住院医嘱－手术信息
16.5	治疗信息	手术治疗信息	手术部位	字符	原发灶、转移灶、复发灶	住院医嘱－手术信息
16.6	治疗信息	手术治疗信息	乳腺	字符	1. 肿瘤周围一定范围的乳腺组织 2. 根据肿瘤位置和乳腺厚度决定是否切除部分皮下组织及肿瘤深部的胸大肌筋膜	住院医嘱－手术信息

续表

序号	一级分类	二级分类	指标名称	数据类型	值域	取值来源
16.7	治疗信息	手术治疗信息	腋窝淋巴结	字符	1. 前哨淋巴结活检（SLNB）、免除腋窝淋巴结清扫 2. SLNB 阳性、失败、可疑，术后有转移或腋窝复发，则腋窝淋巴结需要清扫。范围描述：背阔肌前缘至胸小肌外侧缘（Level Ⅰ）、胸小肌外侧缘至胸小肌内侧缘（Level Ⅱ）的所有淋巴结	住院医嘱 - 手术信息
16.8	治疗信息	手术治疗信息	保乳手术的绝对禁忌证	字符	1. 病变广泛或弥漫分布的恶性特征钙化灶，且难以达到切缘阴性或理想外形 2. T_4 期乳腺癌，包括侵犯皮肤、胸壁及炎性乳腺癌 3. 肿瘤经局部广泛切除后切缘阳性，再次切除后仍不能保证病理切缘阴性者 4. 妊娠期乳腺癌，预估术后放疗无法等到分娩后 5. 患者拒绝行保留乳房手术	住院医嘱 - 手术信息

续表

序号	一级分类	二级分类	指标名称	数据类型	值域	取值来源
16.9	治疗信息	手术治疗信息	保乳手术的相对禁忌证	字符	1. 肿瘤直径大于 3cm 2. 累及皮肤的活动性结缔组织病，如硬皮病和红斑狼疮等	住院医嘱－手术信息
16.10	治疗信息	手术治疗信息	麻醉方式	字符	1. 硬膜外阻滞麻醉 2. 静脉吸入复合麻醉 3. 全身静脉麻醉	住院医嘱－手术信息
16.11	治疗信息	手术治疗信息	手术持续时间	数值		住院医嘱－手术信息
16.12	治疗信息	手术治疗信息	术中出血量	数值		住院医嘱－手术信息
16.13	治疗信息	手术治疗信息	手术并发症	字符	有 / 无	住院医嘱－手术信息
16.14	治疗信息	手术治疗信息	并发症发生日期	字符	YYYY-MM-DD	住院医嘱－手术信息
16.15	治疗信息	手术治疗信息	手术并发症干预措施	字符	1. 保守（仅需床边处理，如留置尿管、留置胃管、切口引流、物理治疗及使用止吐药、解热药、镇痛药、利尿剂等） 2. 保守（需输血治疗、全肠外营养或使用上述保守措施外用药，如抗生素等） 3. 有创性操作干预（如内镜、介入治疗、二次手术）	住院医嘱－手术信息

续表

序号	一级分类	二级分类	指标名称	数据类型	值域	取值来源
16.16	治疗信息	手术治疗信息	并发症严重程度分级	字符	1. 对应干预措施 1 2. 对应干预措施 2 3. 对应干预措施 3 中不需全麻 4. 对应干预措施 3 中需全麻 5. 导致器官衰竭 6. 死亡	住院医嘱－手术信息

十七、药物治疗

模块名称	参考标准
药物治疗	中国临床肿瘤学会指南工作委员会.中国临床肿瘤学会(CSCO)乳腺癌诊疗指南2024[M].北京:人民卫生出版社,2024.

序号	一级分类	二级分类	指标名称	数据类型	值域	取值来源
17.1	药物治疗	化疗方案	化疗类型	字符	1. 新辅助化疗 2. 辅助化疗 3. 晚期化疗 4. 术后强化治疗 5. 新辅助靶向治疗 6. 辅助靶向治疗 7. 术后强化靶向治疗 8. 晚期靶向治疗	住院医嘱－药物治疗
17.2	药物治疗	化疗方案	辅助化疗适应证	字符	有/无	住院医嘱－药物治疗
17.3	药物治疗	化疗方案	辅助化疗禁忌证	字符	有/无	住院医嘱－药物治疗
17.4	药物治疗	化疗方案	新辅助化疗适应证	字符	有/无	住院医嘱－药物治疗

续表

序号	一级分类	二级分类	指标名称	数据类型	值域	取值来源
17.5	药物治疗	化疗方案	新辅助化疗禁忌证	字符	有 / 无	住院医嘱 - 药物治疗
17.6	药物治疗	化疗方案	晚期乳腺癌化疗适应证	字符	有 / 无	住院医嘱 - 药物治疗
17.7	药物治疗	内分泌治疗	内分泌治疗类型	字符	1. 辅助内分泌治疗 2. 晚期乳腺癌的内分泌治疗	住院医嘱 - 药物治疗
17.8	药物治疗	内分泌治疗	辅助内分泌治疗适应证	字符	有 / 无	住院医嘱 - 药物治疗
17.9	药物治疗	内分泌治疗	辅助内分泌治疗禁忌证	字符	有 / 无	住院医嘱 - 药物治疗
17.10	药物治疗	内分泌治疗	晚期乳腺癌内分泌治疗适应证	字符	有 / 无	住院医嘱 - 药物治疗
17.11	药物治疗	内分泌治疗	晚期乳腺癌内分泌治疗禁忌证	字符	有 / 无	住院医嘱 - 药物治疗
17.12	药物治疗	化疗方案	化疗周期	数值		住院医嘱 - 药物治疗
17.13	药物治疗	化疗方案	计划化疗周期总数	数值		住院医嘱 - 药物治疗
17.14	药物治疗	化疗方案	TA（E）C 方案：多西他赛 + 多柔比星（表柔比星）+ 环磷酰胺	字符	有 / 无	住院医嘱 - 药物治疗
17.15	药物治疗	化疗方案	ddAC → P 方案：多柔比星 + 环磷酰胺，序贯紫杉醇	字符	有 / 无	住院医嘱 - 药物治疗

续表

序号	一级分类	二级分类	指标名称	数据类型	值域	取值来源
17.16	药物治疗	方案名称	AC→P/T 方案：多柔比星+环磷酰胺，序贯紫杉醇或多西他赛	字符	有/无	住院医嘱－药物治疗
17.17	药物治疗	方案名称	TCbH（P）方案：紫杉醇+卡铂+曲妥珠单抗（帕妥珠单抗）	字符	有/无	住院医嘱－药物治疗
17.18	药物治疗	方案名称	TC 方案：多西他赛+环磷酰胺	字符	有/无	住院医嘱－药物治疗
17.19	药物治疗	方案名称	AC 方案：多柔比星+环磷酰胺	字符	有/无	住院医嘱－药物治疗
17.20	药物治疗	方案名称	FA（E）C 方案：氟尿嘧啶+多柔比星（表柔比星）+环磷酰胺	字符	有/无	住院医嘱－药物治疗
17.21	药物治疗	方案名称	EC 方案：表柔比星+环磷酰胺	字符	有/无	住院医嘱－药物治疗
17.22	药物治疗	方案名称	FEC→T 方案：氟尿嘧啶+表柔比星+环磷酰胺，序贯多西他赛	字符	有/无	住院医嘱－药物治疗
17.23	药物治疗	方案名称	FEC→P 方案：氟尿嘧啶+表柔比星+环磷酰胺，序贯紫杉醇	字符	有/无	住院医嘱－药物治疗
17.24	药物治疗	方案名称	TX 方案：多西他赛+卡培他滨	字符	有/无	住院医嘱－药物治疗

续表

序号	一级分类	二级分类	指标名称	数据类型	值域	取值来源
17.25	药物治疗	方案名称	GT 方案：吉西他滨 + 紫杉醇或多西他赛	字符	有 / 无	住院医嘱 - 药物治疗
17.26	药物治疗	方案名称	GC 方案：吉西他滨 + 卡铂	字符	有 / 无	住院医嘱 - 药物治疗
17.27	药物治疗	方案名称	ET 方案：表柔比星 + 多西他赛	字符	有 / 无	住院医嘱 - 药物治疗
17.28	药物治疗	方案名称	CAF 方案：环磷酰胺 + 多柔比星 +5- 氟尿嘧啶	字符	有 / 无	住院医嘱 - 药物治疗
17.29	药物治疗	方案名称	FEC 方案：5- 氟尿嘧啶 + 表柔比星 + 环磷酰胺	字符	有 / 无	住院医嘱 - 药物治疗
17.30	药物治疗	方案名称	CMF 方案：环磷酰胺 + 甲氨蝶呤 +5- 氟尿嘧啶	字符	有 / 无	住院医嘱 - 药物治疗
17.31	药物治疗	方案名称	AC→PH（P）方案：多柔比星 + 环磷酰胺，序贯紫杉醇 + 曲妥珠单抗（帕妥珠单抗）	字符	有 / 无	住院医嘱 - 药物治疗
17.32	药物治疗	方案名称	ddAC → PH（P）方案：多柔比星 + 环磷酰胺，序贯紫杉醇 + 曲妥珠单抗（帕妥珠单抗）	字符	有 / 无	住院医嘱 - 药物治疗
17.33	药物治疗	方案名称	TCH（P）方案：多西他赛 + 卡铂 + 曲妥珠单抗（帕妥珠单抗）	字符	有 / 无	住院医嘱 - 药物治疗

续表

序号	一级分类	二级分类	指标名称	数据类型	值域	取值来源
17.34	药物治疗	方案名称	AC→TH（P）方案：多柔比星+环磷酰胺，序贯多西他赛+曲妥珠单抗（帕妥珠单抗）	字符	有/无	住院医嘱-药物治疗
17.35	药物治疗	方案名称	TC4H 方案：多西他赛+环磷酰胺+曲妥珠单抗	字符	有/无	住院医嘱-药物治疗
17.36	药物治疗	方案名称	THP 方案：吡柔比星	字符	有/无	住院医嘱-药物治疗
17.37	药物治疗	方案名称	PH 方案：紫杉醇+曲妥珠单抗	字符	有/无	住院医嘱-药物治疗
17.38	药物治疗	方案名称	其他	字符	有/无	住院医嘱-药物治疗
17.39	药物治疗	化疗药物名称	表柔比星	字符	有/无	住院医嘱-药物治疗
17.40	药物治疗	化疗药物名称	多柔比星	字符	有/无	住院医嘱-药物治疗
17.41	药物治疗	化疗药物名称	吡柔比星	字符	有/无	住院医嘱-药物治疗
17.42	药物治疗	化疗药物名称	多柔比星脂质体	字符	有/无	住院医嘱-药物治疗
17.43	药物治疗	化疗药物名称	环磷酰胺	字符	有/无	住院医嘱-药物治疗
17.44	药物治疗	化疗药物名称	紫杉醇	字符	有/无	住院医嘱-药物治疗
17.45	药物治疗	化疗药物名称	多西他赛	字符	有/无	住院医嘱-药物治疗

续表

序号	一级分类	二级分类	指标名称	数据类型	值域	取值来源
17.46	药物治疗	化疗药物名称	紫杉醇脂质体	字符	有 / 无	住院医嘱 - 药物治疗
17.47	药物治疗	化疗药物名称	白蛋白结合型紫杉醇	字符	有 / 无	住院医嘱 - 药物治疗
17.48	药物治疗	化疗药物名称	艾瑞布林	字符	有 / 无	住院医嘱 - 药物治疗
17.49	药物治疗	化疗药物名称	优替德隆	字符	有 / 无	住院医嘱 - 药物治疗
17.50	药物治疗	化疗药物名称	氟尿嘧啶	字符	有 / 无	住院医嘱 - 药物治疗
17.51	药物治疗	化疗药物名称	卡培他滨	字符	有 / 无	住院医嘱 - 药物治疗
17.52	药物治疗	化疗药物名称	吉西他滨	字符	有 / 无	住院医嘱 - 药物治疗
17.53	药物治疗	化疗药物名称	长春瑞滨	字符	有 / 无	住院医嘱 - 药物治疗
17.54	药物治疗	化疗药物名称	奥沙利铂	字符	有 / 无	住院医嘱 - 药物治疗
17.55	药物治疗	化疗药物名称	卡铂	字符	有 / 无	住院医嘱 - 药物治疗
17.56	药物治疗	化疗药物名称	顺铂	字符	有 / 无	住院医嘱 - 药物治疗
17.57	药物治疗	化疗药物名称	依托泊苷	字符	有 / 无	住院医嘱 - 药物治疗
17.58	药物治疗	化疗药物名称	甲氨蝶呤	字符	有 / 无	住院医嘱 - 药物治疗

续表

序号	一级分类	二级分类	指标名称	数据类型	值域	取值来源
17.59	药物治疗	化疗药物名称	其他	字符	有 / 无	住院医嘱 – 药物治疗
17.60	药物治疗	内分泌药物	他莫昔芬	字符	有 / 无	住院医嘱 – 药物治疗
17.61	药物治疗	内分泌药物	托瑞米芬	字符	有 / 无	住院医嘱 – 药物治疗
17.62	药物治疗	内分泌药物	阿那曲唑	字符	有 / 无	住院医嘱 – 药物治疗
17.63	药物治疗	内分泌药物	来曲唑	字符	有 / 无	住院医嘱 – 药物治疗
17.64	药物治疗	内分泌药物	依西美坦	字符	有 / 无	住院医嘱 – 药物治疗
17.65	药物治疗	内分泌药物	氟维司群	字符	有 / 无	住院医嘱 – 药物治疗
17.66	药物治疗	内分泌药物	甲地孕酮	字符	有 / 无	住院医嘱 – 药物治疗
17.67	药物治疗	内分泌药物	氟甲睾酮	字符	有 / 无	住院医嘱 – 药物治疗
17.68	药物治疗	内分泌药物	乙炔基雌二醇	字符	有 / 无	住院医嘱 – 药物治疗
17.69	药物治疗	内分泌药物	其他	字符	有 / 无	住院医嘱 – 药物治疗
17.70	药物治疗	CDK4/6 抑制剂	哌柏西利	字符	有 / 无	住院医嘱 – 药物治疗
17.71	药物治疗	CDK4/6 抑制剂	阿贝西利	字符	有 / 无	住院医嘱 – 药物治疗
17.72	药物治疗	CDK4/6 抑制剂	达美西利	字符	有 / 无	住院医嘱 – 药物治疗

续表

序号	一级分类	二级分类	指标名称	数据类型	值域	取值来源
17.73	药物治疗	CDK4/6 抑制剂	其他	字符	有 / 无	住院医嘱 – 药物治疗
17.74	药物治疗	小分子靶向药物	吉非替尼	字符	有 / 无	住院医嘱 – 药物治疗
17.75	药物治疗	小分子靶向药物	厄罗替尼	字符	有 / 无	住院医嘱 – 药物治疗
17.76	药物治疗	小分子靶向药物	埃克替尼	字符	有 / 无	住院医嘱 – 药物治疗
17.77	药物治疗	小分子靶向药物	奥西替尼	字符	有 / 无	住院医嘱 – 药物治疗
17.78	药物治疗	小分子靶向药物	洛普替尼	字符	有 / 无	住院医嘱 – 药物治疗
17.79	药物治疗	小分子靶向药物	布格替尼	字符	有 / 无	住院医嘱 – 药物治疗
17.80	药物治疗	小分子靶向药物	劳拉替尼	字符	有 / 无	住院医嘱 – 药物治疗
17.81	药物治疗	小分子靶向药物	阿来替尼	字符	有 / 无	住院医嘱 – 药物治疗
17.82	药物治疗	小分子靶向药物	安罗替尼	字符	有 / 无	住院医嘱 – 药物治疗
17.83	药物治疗	小分子靶向药物	阿帕替尼	字符	有 / 无	住院医嘱 – 药物治疗
17.84	药物治疗	小分子靶向药物	阿法替尼	字符	有 / 无	住院医嘱 – 药物治疗
17.85	药物治疗	小分子靶向药物	重组人血管内皮抑制素注射液	字符	有 / 无	住院医嘱 – 药物治疗

续表

序号	一级分类	二级分类	指标名称	数据类型	值域	取值来源
17.86	药物治疗	小分子靶向药物	克唑替尼	字符	有 / 无	住院医嘱 - 药物治疗
17.87	药物治疗	小分子靶向药物	塞瑞替尼	字符	有 / 无	住院医嘱 - 药物治疗
17.88	药物治疗	小分子靶向药物	艾乐替尼	字符	有 / 无	住院医嘱 - 药物治疗
17.89	药物治疗	小分子靶向药物	卡博替尼	字符	有 / 无	住院医嘱 - 药物治疗
17.90	药物治疗	小分子靶向药物	曲美替尼	字符	有 / 无	住院医嘱 - 药物治疗
17.91	药物治疗	小分子靶向药物	维莫非尼	字符	有 / 无	住院医嘱 - 药物治疗
17.92	药物治疗	小分子靶向药物	达拉非尼	字符	有 / 无	住院医嘱 - 药物治疗
17.93	药物治疗	小分子靶向药物	舒尼替尼	字符	有 / 无	住院医嘱 - 药物治疗
17.94	药物治疗	小分子靶向药物	西罗莫司	字符	有 / 无	住院医嘱 - 药物治疗
17.95	药物治疗	小分子靶向药物	西达苯胺	字符	有 / 无	住院医嘱 - 药物治疗
17.96	药物治疗	小分子靶向药物	达可替尼	字符	有 / 无	住院医嘱 - 药物治疗
17.97	药物治疗	小分子靶向药物	其他	字符	有 / 无	住院医嘱 - 药物治疗
17.98	药物治疗	PARP 抑制剂	奥拉帕利	字符	有 / 无	住院医嘱 - 药物治疗

续表

序号	一级分类	二级分类	指标名称	数据类型	值域	取值来源
17.99	药物治疗	PARP 抑制剂	尼拉帕利	字符	有 / 无	住院医嘱－药物治疗
17.100	药物治疗	PARP 抑制剂	氟唑帕利	字符	有 / 无	住院医嘱－药物治疗
17.101	药物治疗	PARP 抑制剂	帕米帕利	字符	有 / 无	住院医嘱－药物治疗
17.102	药物治疗	PARP 抑制剂	其他	字符	有 / 无	住院医嘱－药物治疗
17.103	药物治疗	抗体类靶向药物	贝伐珠单抗	字符	有 / 无	住院医嘱－药物治疗
17.104	药物治疗	抗体类靶向药物	雷莫芦单抗	字符	有 / 无	住院医嘱－药物治疗
17.105	药物治疗	抗体类靶向药物	曲妥珠单抗	字符	有 / 无	住院医嘱－药物治疗
17.106	药物治疗	抗体类靶向药物	帕妥珠单抗	字符	有 / 无	住院医嘱－药物治疗
17.107	药物治疗	抗体类靶向药物	帕博利珠单抗	字符	有 / 无	住院医嘱－药物治疗
17.108	药物治疗	抗体类靶向药物	阿替利珠单抗	字符	有 / 无	住院医嘱－药物治疗
17.109	药物治疗	抗体类靶向药物	其他	字符	有 / 无	住院医嘱－药物治疗
17.110	药物治疗	抗体偶联药物	恩美曲妥珠单抗（T-DM1）	字符	有 / 无	住院医嘱－药物治疗
17.111	药物治疗	抗体偶联药物	德曲妥珠单抗（T-DXd）	字符	有 / 无	住院医嘱－药物治疗

续表

序号	一级分类	二级分类	指标名称	数据类型	值域	取值来源
17.112	药物治疗	抗体偶联药物	维迪西妥单抗（RC48）	字符	有 / 无	住院医嘱 - 药物治疗
17.113	药物治疗	抗体偶联药物	戈沙妥珠单抗	字符	有 / 无	住院医嘱 - 药物治疗
17.114	药物治疗	抗体偶联药物	其他	字符	有 / 无	住院医嘱 - 药物治疗
17.115	药物治疗	抗骨转移药物	唑来膦酸	字符	有 / 无	住院医嘱 - 药物治疗
17.116	药物治疗	抗骨转移药物	伊班膦酸	字符	有 / 无	住院医嘱 - 药物治疗
17.117	药物治疗	抗骨转移药物	帕米膦酸	字符	有 / 无	住院医嘱 - 药物治疗
17.118	药物治疗	抗骨转移药物	地舒单抗	字符	有 / 无	住院医嘱 - 药物治疗
17.119	药物治疗	抗骨转移药物	其他	字符	有 / 无	住院医嘱 - 药物治疗
17.120	药物治疗	支持类药物	人粒细胞集落刺激因子	字符	有 / 无	住院医嘱 - 药物治疗
17.121	药物治疗	支持类药物	聚乙二醇化重组人粒细胞刺激因子	字符	有 / 无	住院医嘱 - 药物治疗
17.122	药物治疗	支持类药物	硫培非格司亭	字符	有 / 无	住院医嘱 - 药物治疗
17.123	药物治疗	支持类药物	白介素 10	字符	有 / 无	住院医嘱 - 药物治疗
17.124	药物治疗	支持类药物	血小板生成素（TPO）	字符	有 / 无	住院医嘱 - 药物治疗

续表

序号	一级分类	二级分类	指标名称	数据类型	值域	取值来源
17.125	药物治疗	支持类药物	海曲泊帕乙醇胺片	字符	有 / 无	住院医嘱 – 药物治疗
17.126	药物治疗	支持类药物	促红细胞生成素（EPO）	字符	有 / 无	住院医嘱 – 药物治疗
17.127	药物治疗	支持类药物	5-HT3 受体阻断剂	字符	有 / 无	住院医嘱 – 药物治疗
17.128	药物治疗	支持类药物	选择性 NK-1 受体拮抗剂	字符	有 / 无	住院医嘱 – 药物治疗
17.129	药物治疗	支持类药物	地塞米松	字符	有 / 无	住院医嘱 – 药物治疗
17.130	药物治疗	抗血小板药物	阿司匹林	字符	有 / 无	住院医嘱 – 药物治疗
17.131	药物治疗	抗血小板药物	氯吡格雷	字符	有 / 无	住院医嘱 – 药物治疗
17.132	药物治疗	抗血小板药物	硫酸氢氯吡格雷	字符	有 / 无	住院医嘱 – 药物治疗
17.133	药物治疗	抗血小板药物	替格瑞洛	字符	有 / 无	住院医嘱 – 药物治疗
17.134	药物治疗	抗血小板药物	普拉格雷	字符	有 / 无	住院医嘱 – 药物治疗
17.135	药物治疗	抗血小板药物	替罗非班	字符	有 / 无	住院医嘱 – 药物治疗
17.136	药物治疗	抗血小板药物	盐酸替罗非班	字符	有 / 无	住院医嘱 – 药物治疗
17.137	药物治疗	抗血小板药物	依替巴肽	字符	有 / 无	住院医嘱 – 药物治疗

续表

序号	一级分类	二级分类	指标名称	数据类型	值域	取值来源
17.138	药物治疗	抗凝药物	肝素	字符	有 / 无	住院医嘱－药物治疗
17.139	药物治疗	抗凝药物	低分子肝素	字符	有 / 无	住院医嘱－药物治疗
17.140	药物治疗	抗凝药物	低分子肝素钙	字符	有 / 无	住院医嘱－药物治疗
17.141	药物治疗	抗凝药物	那曲肝素	字符	有 / 无	住院医嘱－药物治疗
17.142	药物治疗	抗凝药物	依诺肝素	字符	有 / 无	住院医嘱－药物治疗
17.143	药物治疗	抗凝药物	达肝素	字符	有 / 无	住院医嘱－药物治疗
17.144	药物治疗	抗凝药物	比伐卢定	字符	有 / 无	住院医嘱－药物治疗
17.145	药物治疗	抗凝药物	磺达肝癸钠	字符	有 / 无	住院医嘱－药物治疗
17.146	药物治疗	抗凝药物	利伐沙班	字符	有 / 无	住院医嘱－药物治疗
17.147	药物治疗	抗凝药物	依度沙班	字符	有 / 无	住院医嘱－药物治疗
17.148	药物治疗	抗凝药物	达比加群酯	字符	有 / 无	住院医嘱－药物治疗
17.149	药物治疗	抗凝药物	阿哌沙班	字符	有 / 无	住院医嘱－药物治疗
17.150	药物治疗	抗凝药物	艾多沙班	字符	有 / 无	住院医嘱－药物治疗

续表

序号	一级分类	二级分类	指标名称	数据类型	值域	取值来源
17.151	药物治疗	抗凝药物	华法林	字符	有/无	住院医嘱-药物治疗
17.152	药物治疗	抗凝药物	吗啡	字符	有/无	住院医嘱-药物治疗
17.153	药物治疗	其他药物	氨茶碱	字符	有/无	住院医嘱-药物治疗
17.154	药物治疗	其他药物	速效救心丸	字符	有/无	住院医嘱-药物治疗
17.155	药物治疗	其他药物	丹参滴丸	字符	有/无	住院医嘱-药物治疗
17.156	药物治疗	其他药物	曲美他嗪	字符	有/无	住院医嘱-药物治疗
17.157	药物治疗	其他药物	尼可地尔	字符	有/无	住院医嘱-药物治疗
17.158	药物治疗	其他药物	辅酶 Q10	字符	有/无	住院医嘱-药物治疗
17.159	药物治疗	其他药物	伊伐布雷定	字符	有/无	住院医嘱-药物治疗
17.160	药物治疗	其他药物	珍菊降压片	字符	有/无	住院医嘱-药物治疗
17.161	药物治疗	其他药物	复方利血平氨苯蝶啶片	字符	有/无	住院医嘱-药物治疗
17.162	药物治疗	其他药物	哌唑嗪	字符	有/无	住院医嘱-药物治疗
17.163	药物治疗	其他药物	乌拉地尔	字符	有/无	住院医嘱-药物治疗

续表

序号	一级分类	二级分类	指标名称	数据类型	值域	取值来源
17.164	药物治疗	给药途径	口服	字符	有 / 无	住院医嘱 - 药物治疗
17.165	药物治疗	给药途径	静脉滴注	字符	有 / 无	住院医嘱 - 药物治疗
17.166	药物治疗	给药途径	泵入	字符	有 / 无	住院医嘱 - 药物治疗
17.167	药物治疗	给药途径	腔内注射	字符	有 / 无	住院医嘱 - 药物治疗
17.168	药物治疗	给药途径	静脉注射	字符	有 / 无	住院医嘱 - 药物治疗
17.169	药物治疗	给药途径	肌内注射	字符	有 / 无	住院医嘱 - 药物治疗
17.170	药物治疗	给药途径	动脉灌注	字符	有 / 无	住院医嘱 - 药物治疗
17.171	药物治疗	给药途径	皮下注射	字符	有 / 无	住院医嘱 - 药物治疗
17.172	药物治疗	给药途径	皮内注射	字符	有 / 无	住院医嘱 - 药物治疗
17.173	药物治疗	给药剂量	药物剂量	数值		住院医嘱 - 药物治疗
17.174	药物治疗	给药剂量	剂量单位	字符		住院医嘱 - 药物治疗

十八、放射治疗

模块名称	参考标准
放射治疗	中国抗癌协会乳腺癌专业委员会，中华医学会肿瘤学分会乳腺肿瘤学组．中国抗癌协会乳腺癌诊治指南与规范（2024 年版）[J]. 中国癌症杂志，2023，33（12）：1092-1187.

序号	一级分类	二级分类	指标名称	数据类型	值域	取值来源
18.1	治疗方案	放疗	放疗目的	字符	新辅助放疗 / 根治放疗 / 辅助放疗 / 同步放化疗（根治性同步放化疗、术前同步放化疗）/ 姑息放疗 / 预防性放疗 / 术中放疗 / 其他	住院医嘱－放射治疗
18.2	治疗方案	放疗	放疗模式	字符	外照射 / 近距离治疗	住院医嘱－放射治疗
18.3	治疗方案	放疗	放疗部位	字符	全脑放疗（WBRT）/ 胸部放疗 / 纵隔放疗 / 其他部位放疗（骨、肾上腺、肝脏、肾脏、脾脏、胰腺）	住院医嘱－放射治疗
18.4	治疗方案	放疗	靶区部位	字符	肿瘤区（GTV）/ 肿瘤原发灶（GTV-nx）/ 淋巴结转移灶（GTV-nd）/ 临床靶区（CTV）/ 邻近肿瘤的软组织或淋巴结（CTV1）/ 淋巴结预防照射区（CTV2）/ 计划靶区（PTV）/ 内移动靶区（IVT）/ 危及器官（OAR）/ 计划危及器官（PRV）/ 其他	住院医嘱－放射治疗
18.5	治疗方案	放疗	放疗部位类型	字符	原发灶 / 区域淋巴结 / 转移灶	住院医嘱－放射治疗

续表

序号	一级分类	二级分类	指标名称	数据类型	值域	取值来源
18.6	治疗方案	放疗	放疗技术	字符	常规放疗技术 / 射线和剂量分割 / 瘤床加量 / 外照射技术 / 术中照射技术 / 区域淋巴结放疗技术	住院医嘱 - 放射治疗
18.7	治疗方案	放疗	定位技术	字符	三维适形、调强照射技术	住院医嘱 - 放射治疗
18.8	治疗方案	放疗	呼吸门控	字符	主动呼吸门控 / 被动呼吸门控	住院医嘱 - 放射治疗
18.9	治疗方案	放疗	放疗方式	字符	全乳放疗 / 部分乳腺短程照射	住院医嘱 - 放射治疗
18.10	治疗方案	放疗	射线类型	字符	直线加速器，6MV 的 X 线	住院医嘱 - 放射治疗
18.11	治疗方案	放疗	射线能量	数值		住院医嘱 - 放射治疗
18.12	治疗方案	放疗	放疗总量	数值	50.0Gy，对于影像学（包括功能性影像）上高度怀疑有残留或复发病灶的区域可局部加量至 60.0 ～ 66.0Gy	住院医嘱 - 放射治疗
18.13	治疗方案	放疗	放疗单次剂量	数值	每次 2.0Gy 或每次 2.5 ～ 3.0Gy	住院医嘱 - 放射治疗
18.14	治疗方案	放疗	放疗次数	数值		住院医嘱 - 放射治疗
18.15	治疗方案	放疗	处方放疗总量	数值		住院医嘱 - 放射治疗
18.16	治疗方案	放疗	处方放疗单次剂量	数值		住院医嘱 - 放射治疗
18.17	治疗方案	放疗	处方放疗次数	数值		住院医嘱 - 放射治疗

十九、癌痛治疗

模块名称	参考标准
癌痛治疗	中国抗癌协会乳腺癌专业委员会，中华医学会肿瘤学分会乳腺肿瘤学组．中国抗癌协会乳腺癌诊治指南与规范（2024年版）[J]. 中国癌症杂志，2023，33（12）：1092-1187.

序号	一级分类	二级分类	指标名称	数据类型	值域	取值来源
19.1	癌痛治疗	治疗标识	癌痛发生时间	字符	YYYY-MM-DD	门急诊 / 病案首页 – 入院时间 / 病程记录
19.2	癌痛治疗	治疗标识	癌痛治疗前评分	数值	1. 视觉模拟评分法（VAS）：1～10分 2. 面部表情疼痛量表：1～10分	门急诊 / 病案首页 – 入院时间 / 病程记录
19.3	癌痛治疗	治疗药物	常用非甾体抗炎药（NSAID）	字符	1. 阿司匹林 2. 对乙酰氨基酚 3. 布洛芬 4. 吲哚美辛 5. 萘普生 6. 双氯芬酸 7. 美洛昔康 8. 塞来昔布 9. 其他	门急诊 / 病案首页 – 入院时间 / 病程记录

续表

序号	一级分类	二级分类	指标名称	数据类型	值域	取值来源
19.4	癌痛治疗	治疗药物	常用弱阿片类药	字符	1. 可待因 2. 布桂利嗪 3. 曲马多 4. 其他	门急诊 / 病案首页 – 入院时间 / 病程记录
19.5	癌痛治疗	治疗药物	常用强阿片类药	字符	1. 吗啡缓释片 2. 吗啡控释片 3. 芬太尼透皮贴剂 4. 羟考酮控释片 5. 其他	门急诊 / 病案首页 – 入院时间 / 病程记录
19.6	癌痛治疗	治疗方案	给药途径	字符	1. 口服 2. 肌内注射 3. 静脉注射 4. 其他	门急诊 / 病案首页 – 入院时间 / 病程记录
19.7	癌痛治疗	治疗方案	药物剂量	数值		门急诊 / 病案首页 – 入院时间 / 病程记录
19.8	癌痛治疗	治疗方案	剂量单位	字符		门急诊 / 病案首页 – 入院时间 / 病程记录
19.9	癌痛治疗	治疗标识	癌痛治疗后评分	数值	1. 视觉模拟评分法（VAS）：1 ～ 10 分 2. 面部表情疼痛量表：1 ～ 10 分	门急诊 / 病案首页 – 入院时间 / 病程记录
19.10	癌痛治疗	治疗标识	癌痛治疗后评分时间	字符	YYYY-MM-DD	门急诊 / 病案首页 – 入院时间 / 病程记录

二十、护理信息

模块名称	参考标准
护理信息	中华人民共和国国家卫生健康委员会．卫生健康信息数据元目录　第 3 部分：人口学及社会经济学特征：WS/T 363.3—2023[S]. 北京：中国标准出版社，2023. 中华人民共和国国家卫生健康委员会．卫生健康信息数据元目录　第 4 部分：健康史：WS/T 363.4—2023[S]. 北京：中国标准出版社，2023. 中华人民共和国国家卫生健康委员会．卫生健康信息数据元目录　第 7 部分：体格检查：WS/T 363.7—2023[S]. 北京：中国标准出版社，2023. 中华人民共和国国家卫生和计划生育委员会．电子病历基本数据集　第 7 部分：护理操作记录：WS 445.7—2014[S]. 北京：中国标准出版社，2014. 中华人民共和国国家卫生和计划生育委员会．电子病历基本数据集　第 8 部分：护理评估与计划：WS 445.8—2014[S]. 北京：中国标准出版社，2014. 中华人民共和国国家卫生和计划生育委员会．电子病历基本数据集　第 10 部分：住院病案首页：WS 445.10—2014[S]. 北京：中国标准出版社，2014. 中华人民共和国国家卫生和计划生育委员会．电子病历基本数据集　第 12 部分：入院记录：WS 445.10—2014[S]. 北京：中国标准出版社，2014. 全国肺栓塞和深静脉血栓形成防治能力建设项目专家委员会《医院内静脉血栓栓塞症防治质量评价与管理指南（2022 版）》编写专家组．医院内静脉血栓栓塞症防治质量评价与管理指南（2022 版）[J]. 中华医学杂志，2022，102（42）：3338-3348. 万丽，赵晴，陈军，等．疼痛评估量表应用的中国专家共识（2020 版）[J]. 中华疼痛学杂志，2020，16（3）：177-187.

序号	一级分类	二级分类	指标名称	数据类型	值域	单位	取值来源
20.1	基本信息	人口学信息	姓名	字符	可变长度		病案首页
20.2	基本信息	人口学信息	性别	字符	男 / 女 / 不详		病案首页
20.3	基本信息	人口学信息	年龄	数值	三位数以内的正整数		病案首页
20.4	基本信息	人口学信息	民族	字符	GB 3304—91 中国各民族名称的罗马字母拼写法和代码		病案首页
20.5	基本信息	人口学信息	文化程度	字符	GB 4658—84 文化程度代码		病案首页
20.6	基本信息	人口学信息	职业	字符	GB/T 2261.4—2003 个人基本信息分类与代码 第 4 部分：从业状况（个人身份）代码		病案首页
20.7	基本信息	人口学信息	宗教信仰	字符	GA 214.12—2004 常住人口管理信息规范　第 12 部分：宗教信仰代码		病案首页
20.8	基本信息	诊疗标识	入院方式	字符	CV09.00.403 入院途径代码表		病案首页
20.9	诊断信息	疾病诊断	入院诊断	字符			病案首页
20.10	诊断信息	现病史	主诉	字符			病案首页
20.11	护理评估	一般情况	语言	字符	清晰，含糊，失语，其他		住院病历－病程记录
20.12	护理评估	一般情况	意识	字符	清醒，嗜睡，模糊，烦躁，昏迷，其他		住院病历－病程记录

续表

序号	一级分类	二级分类	指标名称	数据类型	值域	单位	取值来源
20.13	护理评估	一般情况	表情	字符	平静，焦虑，恐惧，痛苦，其他		住院病历 - 病程记录
20.14	护理评估	体格检查	循环	字符	脉率齐，脉率不齐，心慌，胸闷，放置起搏器，置管，其他		住院病历 - 病程记录
20.15	护理评估	体格检查	呼吸	字符	正常呼吸，不规则呼吸，气促，呼吸困难，咳嗽，咳痰，端坐呼吸，气管插管，气管切开，呼吸机辅助呼吸，吸氧		住院病历 - 病程记录
20.16	护理评估	体格检查	皮肤	字符	正常，潮红，苍白，黄染，发绀，皮疹，水肿，其他		住院病历 - 病程记录
20.17	护理评估	体格检查	黏膜	字符	完整，压疮（压疮大小、位置）		住院病历 - 病程记录
20.18	护理评估	健康状况	饮食	字符	正常，食欲减低，食欲增加，鼻饲，不详		住院病历 - 病程记录
20.19	护理评估	健康状况	过敏	字符	有（具体药物 / 食物名称）/ 无		住院病历 - 病程记录
20.20	护理评估	健康状况	视力	字符	左：清晰，近视，老视，失明，其他 右：清晰，近视，老视，失明，其他		住院病历 - 病程记录
20.21	护理评估	健康状况	听力	字符	左：清晰，听力下降，失聪 右：清晰，听力下降，失聪		住院病历 - 病程记录

续表

序号	一级分类	二级分类	指标名称	数据类型	值域	单位	取值来源
20.22	护理评估	健康状况	活动	字符	活动能力：行动正常，使用助行器，残疾，无法行动，有跌倒史 自理能力：重度依赖，中度依赖，轻度依赖，无依赖		住院病历－病程记录
20.23	护理评估	健康状况	休息	字符	睡眠正常，失眠，口服镇静剂		住院病历－病程记录
20.24	护理评估	健康状况	排便	字符	正常，便秘（几日一次），腹泻（一日几次），失禁		住院病历－病程记录
20.25	护理评估	健康状况	排尿	字符	正常，失禁，尿潴留，尿频，留置尿管，其他		住院病历－病程记录
20.26	护理评估	健康状况	呕吐	字符	呕吐，引流，其他		住院病历－病程记录
20.27	护理评估	健康状况	压疮风险评估	字符	压疮高危：是，否；分值		住院病历－病程记录
20.28	护理评估	健康状况	跌倒坠床风险评估	字符	跌倒坠床高危：是，否；分值		住院病历－病程记录
20.29	护理评估	健康状况	静脉血栓栓塞（VTE）风险评估	字符	VTE 风险：是，否；分值		住院病历－病程记录
20.30	护理评估	健康状况	其他风险评估	字符			住院病历－病程记录

续表

序号	一级分类	二级分类	指标名称	数据类型	值域	单位	取值来源
20.31	护理评估	个人史	吸烟	字符	不吸烟，吸烟（每日几包，已吸几年），已戒烟		入院记录 - 个人史
20.32	护理评估	个人史	饮酒	字符	不饮酒，偶尔饮酒，大量（每日几两，已饮几年），已戒酒		入院记录 - 个人史
20.33	健康史	既往史	疾病史	字符			入院记录 - 既往史
20.34	健康史	既往史	长期用药史	字符	有（具体药物名称）/ 无		入院记录 - 既往史
20.35	家庭情况	家族史	家族史	字符	是 / 否		入院记录 - 家族史
20.36	专科情况		专科情况	字符	是 / 否		住院病历 - 专科情况
20.37	风险评估	血栓风险评估	Caprini 血栓风险因素评估	数值	术后 VTE 发生风险: 极低危(0)、低危(1～2)、中危（3～4）、高危（≥5）	分	住院病历 - 病程记录
20.38	体格检查	生命体征	体温	数值	可变长度，3 位的十进制小数格式（包括小数点），小数点后保留 1 位有效数字	℃	入院记录 - 体格检查
20.39	体格检查	生命体征	血压	数值	可变长度，最小为 2 位、最大为 3 位的数字	mmHg	入院记录 - 体格检查
20.40	体格检查	生命体征	呼吸	数值	可变长度，最大为 3 位的数字	次 / 分	入院记录 - 体格检查

续表

序号	一级分类	二级分类	指标名称	数据类型	值域	单位	取值来源
20.41	体格检查	生命体征	脉率	数值	可变长度，最小为 2 位、最大为 3 位的数字	次 / 分	入院记录 - 体格检查
20.42	体格检查	生命体征	心率	数值	可变长度，最小为 2 位、最大为 3 位的数字	次 / 分	入院记录 - 体格检查
20.43	体格检查	一般情况	体重	数值	可变长度，最小为 3 位、最大为 6 位的十进制小数格式（包括小数点），小数点后保留 2 位有效数字	kg	入院记录 - 体格检查
20.44	体格检查	一般情况	身高	数值	可变长度，最小为 4 位、最大为 5 位的十进制小数格式（包括小数点），小数点后保留 1 位有效数字	cm	入院记录 - 体格检查
20.45	体格检查	一般情况	NRS 评分	数值	1、2、3、4、5、6、7、8、9 、10	分	入院记录 - 体格检查
20.46	现病史	一般情况	大便	字符	正常，便秘（几日一次），腹泻（一日几次），失禁		住院病历 - 病程记录
20.47	现病史	一般情况	小便	字符	正常，失禁，尿潴留，尿频，留置尿管，其他		住院病历 - 病程记录
20.48	护理信息	护理操作记录	护理记录单	字符			住院病历 - 病程记录
20.49	护理信息	护理计划	护理计划	字符			住院病历 - 病程记录

续表

序号	一级分类	二级分类	指标名称	数据类型	值域	单位	取值来源
20.50	护理信息	护理操作记录	措施执行	字符	DE 06.00.342.00 护理操作名称		住院病历－病程记录
20.51	护理信息	护理评估与计划	计划评价	字符	是否符合护理程序要求 / 健康状况是否达到预期目标		住院病历－病程记录
20.52	护理信息	护理评估与计划	护理级别	字符	特级护理 / 一级护理 / 二级护理 / 三级护理		住院病历－病程记录
20.53	护理信息	护理操作记录	责任护士	字符			住院病历－病程记录

二十一、随访信息

模块名称	参考标准
随访信息	中华人民共和国国家卫生健康委员会 . 卫生健康信息数据元目录　第 12 部分：计划和干预：WS/T 363.12—2023[S]. 北京：中国标准出版社，2023.

序号	一级分类	二级分类	指标名称	数据类型	值域	取值来源
21.1	事件类型	随访	是否随访	字符	是 / 否	随访信息表
21.2	事件类型	随访	随访方式	字符	CV06.00.207 随访方式代码表	随访信息表
21.3	事件类型	随访	随访日期	字符	YYYY-MM-DD	随访信息表
21.4	事件类型	随访	疾病状态	字符	治愈 / 减轻 / 加重 / 失访	随访信息表
21.5	事件类型	随访	生存情况	字符	生存 / 死亡 / 失访 / 其他	随访信息表
21.6	事件类型	随访	药物治疗	字符	是 / 否	随访信息表
21.7	事件类型	随访	药物名称	字符		随访信息表
21.8	事件类型	随访	用药剂量	字符		随访信息表
21.9	事件类型	随访	用药持续时间	数值		随访信息表

续表

序号	一级分类	二级分类	指标名称	数据类型	值域	取值来源
21.10	事件类型	随访	死亡原因	字符	肿瘤进展 / 合并疾病 / 意外事故 / 其他	随访信息表
21.11	事件类型	随访	死亡日期	字符	YYYY-MM-DD	随访信息表
21.12	事件类型	随访	末次随访日期	字符	YYYY-MM-DD	随访信息表
21.13	事件类型	随访	随访检查项目	字符	实验室检验 / 医学影像学检查	随访信息表
21.14	事件类型	随访	疗效评估（与前面的影像学检查结果比较）	字符	CR（完全缓解）/PR（部分缓解）/SD（疾病稳定）/PD（疾病进展）/NE（未评价）	随访信息表

二十二、费用信息

模块名称	参考标准
费用信息	中华人民共和国国家卫生和计划生育委员会 . 电子病历基本数据集　第 10 部分：住院病案首页：WS 445.10—2014[S]. 北京：中国标准出版社，2014.

序号	一级分类	二级分类	指标名称	数据类型	值域	单位	取值来源
22.1	收费信息	住院总费用	住院总费用	数值	最大长度为 10 位的数字，小数点后保留 2 位	元	病案首页－住院总费用
22.2	收费信息	住院总费用	住院总费用中自付金额	数值	最大长度为 10 位的数字，小数点后保留 2 位	元	病案首页－自付费用
22.3	收费信息	医疗费用	护理费	数值	最大长度为 10 位的数字，小数点后保留 2 位	元	病案首页－护理费
22.4	收费信息	医疗费用	麻醉费	数值	最大长度为 10 位的数字，小数点后保留 2 位	元	病案首页－麻醉费
22.5	收费信息	医疗费用	手术用一次性医用材料费	数值	最大长度为 10 位的数字，小数点后保留 2 位	元	病案首页－手术用一次性医用材料费
22.6	收费信息	医疗费用	手术治疗费	数值	最大长度为 10 位的数字，小数点后保留 2 位	元	病案首页－手术治疗费
22.7	收费信息	医疗费用	西药费	数值	最大长度为 10 位的数字，小数点后保留 2 位	元	病案首页－西药费